影像读片技巧丛书

影像诊断技巧
——要点与盲点 ①

熟悉解剖和病理，掌握读片技巧

〔日〕堀田昌利　土井下怜 / 著　　〔日〕扇和之 / 主审
顾文超 / 译

U0259238

北京科学技术出版社

「画像診断に絶対強くなるワンポイントレッスン」扇和之/編，堀田昌利，土井下怜/著
Copyright © 2012 by YODOSHA,CO.,LTD.
All rights reserved.
Original Japanese edition published in 2012 by YODOSHA,CO.,LTD.

关于本书中记载的诊断方法及治疗方法，作者和出版社都以出版时的最新信息为基础，努力确保其正确性。但是，随着医学的发展，部分内容可能并非完全正确。

因此，在实际的诊断与治疗中，对尚不熟悉或尚未被广泛使用的新医药品等进行使用时，请首先阅读其附带的说明书。需在深思熟虑的基础上进行诊疗活动。

随着日后医学研究和医疗水平的发展，本书记载的诊断方法、治疗方法、检查方法和适应证等可能会发生变化，若因此发生医疗事故，本书作者及出版社概不负责。

著作权合同登记号　图字：01-2022-2719

图书在版编目（CIP）数据

影像诊断技巧：要点与盲点.1 /（日）堀田昌利,(日) 土井下怜著；顾文超译. — 北京：北京科学技术出版社, 2022.8（2024.4重印）

ISBN 978-7-5714-2325-4

Ⅰ.①影… Ⅱ.①堀… ②土… ③顾… Ⅲ.①影像诊断 Ⅳ.①R445

中国版本图书馆CIP数据核字(2022)第087459号

责任编辑：	尤玉琢
责任校对：	贾　荣
图文制作：	申　彪
责任印制：	吕　越
出 版 人：	曾庆宇
出版发行：	北京科学技术出版社
社　　址：	北京西直门南大街16号
邮政编码：	100035
电　　话：	0086 - 10 - 66135495（总编室）　0086 - 10 - 66113227（发行部）
网　　址：	www.bkydw.cn
印　　刷：	北京宝隆世纪印刷有限公司
开　　本：	710 mm × 1000 mm　1/16
字　　数：	220千字
印　　张：	11.25
版　　次：	2022年8月第1版
印　　次：	2024年4月第2次印刷

ISBN 978-7-5714-2325-4

定　　价：150.00元

京科版图书，版权所有，侵权必究。
京科版图书，印装差错，负责退换。

译者名单

主 译

顾文超　日本群马大学医学院博士，日本筑波大学放射
　　　　诊断 IVR 科

译 者（按姓氏拼音排序）

程　超　海军军医大学第一附属医院（长海医院）核医学科

对马義人　群马大学附属医院放射诊断与核医学科

刘雨薇　浙江大学医学院附属第二医院核医学科

汤　伟　复旦大学附属肿瘤医院放射诊断科

童　彤　复旦大学附属肿瘤医院放射诊断科

吴佩军　同济大学附属第十人民医院放射诊断科

中島崇仁　筑波大学附属医院放射诊断 IVR 科

编著者简介

主 审

扇和之（OHGI Kazuyuki）
日本红十字会医疗中心放射科 部长

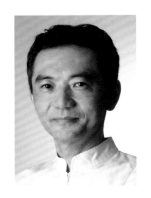

- 1984 年毕业于长崎大学医学部，同年工作于东京女子医科大学放射科，1992 年开始在日本红十字会医疗中心放射科工作，1997 年晋升为副部长，2008 年晋升为部长。
- 已出版书籍《MRI 腹部盆腔正常影像解剖》《CT 腹部盆腔正常影像解剖》（羊土社）。
- 每天都十分愉快的和住院医生们进行"一个重点"的讨论。如果对本科室的培训感兴趣，请随时前来参观。

著 者

堀田昌利（HOTTA Masatoshi）
日本红十字会医疗中心放射科

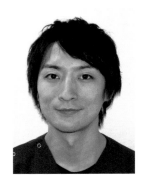

- 2007 年毕业于日本医科大学医学部后在日本红十字会医疗中心作为住院医师进行培训，在内科培训期间，被影像诊断的魅力所吸引，并渴望成为一名放射科医生。2009 年开始，在日本红十字会医疗中心放射科开始工作。
- 在令人尊敬的带教老师的指导下，以影像诊断及介入放射学（IVR）为中心不断学习积累，也很荣幸的能在北美放射年会（RSNA）上发言，在学习期间和住院医师们度过的每一天都非常愉快。
- 放射学科是一个既丰富多彩又非常有深度的专业。希望通过阅读本书，能体会到其中的乐趣。

土井下怜（DOISHITA Satoshi）
日本红十字会医疗中心放射科

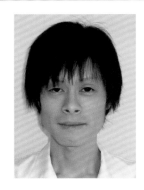

- 2008 年毕业于日本金泽大学医学部，在日本红十字会医疗中心完成住院医师培训后，于 2010 年在同院放射科工作。
- 尽管自身学习还有不足，但在许多前辈的指导下，我一直在不停的学习影像诊断和 IVR，并且在北美放射年会上进行了发言，同时对《住院医师笔记》的连载进行整理。
- 本书由扇部长作为主审，由刚刚结束住院医师培训的堀田医生和我共同执笔撰写的。希望读者通过阅读本书后，能够熟悉影像诊断，并且认为放射科也很有意思！

序

欢迎来到影像诊断的世界

　　一直以来，临床对 CT 和 MRI 影像诊断的需求不断增加。本书对想熟练掌握影像诊断，以及想迅速、有效掌握影像诊断要点的读者来说是不可或缺的。本书通过住院医师、年轻的放射科医师和影像科带教医师三人交谈的形式，让读者在轻松阅读的过程中，自然而然地学到影像诊断的重要知识。

　　本书的内容主要来自《住院医师笔记》杂志 2010 年 12 月—2011 年 12 月连载的 13 篇《影像诊断重点课程》原稿，以及另外 4 篇以影像解剖图谱为主要内容的新手稿（课程 1、7、11、12），4 篇新手稿的内容都是以掌握影像解剖为重点。在课程 1 的结尾处，带教医师做出如下评价：你如果掌握了正常的解剖结构，也就站在成长为真正的影像诊断专家之路的起点处了。一旦完全掌握了影像解剖要点，当影像图片出现在你面前时，那种不擅长的感觉将会消失，从而在影像诊断时会变得更有自信。本书不仅可以作为学习影像诊断要点的阅读材料，还可以看作查看各种影像图片时的影像解剖图谱。同时，本书还涵盖了重要的病理征象，例如 Fitz-Hugh-Curtis 综合征及其早期 CT 征象。此外，本书还对一些基础知识进行了解释，比如 CT 值、窗宽与窗位等。这些基础知识、重要的病理征象、解剖结构及影像诊断要点等知识都分散在书中的各个章节，以便读者能更好地、循序渐进地掌握所有知识点。

　　本书的内容主要由我院的两位放射科骨干医师——堀田昌利医师和土井下怜医师执笔，他们结合各自最初为期 2 年的住院医师培训经历来编写此书，扇和之医师从侧面提供想法和建议，最终这个三人团队完成了本书。借此机会对堀田昌利和土井下怜两位医师在忙碌的日常工作中所付出的辛勤劳动表示感谢，并对负责本书策划和出版的羊土社编辑部的保坂早苗、杉田真以子和其他工作人员表示由衷的感谢!

　　对影像诊断有兴趣的人也可以使用本书，通过阅读本书来巩固自己的知识点。同时，希望书中各种临床场景下所展示的影像解剖图谱和病理征象等都可以作为读者日常工作中的参考，从而为包括住院医师在内的更多医师提供帮助。

扇和之

2012 年 3 月

日本红十字会医疗中心放射科

目　录

第三部分　腹部影像诊断课程

要点索引

影像解剖重点

您需要知道的重点

您需要知道的病理

影像诊断要点

第一部分

头部
影像诊断课程

课程 1 学习脑部的解剖知识，掌握基准线

为了有信心解读头部 CT 和 MRI 图像

欢迎来到影像诊断课程部分！本章让我们来学习认识头部的影像学图片。首先必须明白，掌握影像解读方法的关键是牢记脑部的解剖特征，这样就可以有信心地进行诊断，因此请务必熟练掌握。

病例 1　73 岁女性，有乳腺癌和胰腺癌既往史，在发生肿瘤肝转移后的随访期间出现了意识障碍，于是进行了头部 MRI 检查（图 1-1）。

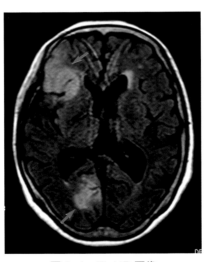

图 1-1　FLAIR 图像

■ 讨论

带教医师：我们将以提问的方式来解读其影像学图片，首先从单一的 FLAIR 图像（图 1-1）来尝试对病情进行诊断。你们有没有什么发现？

住院医师：好的。患者有意识障碍。从 FLAIR 图像上可以看到移动性伪影，在右脑额叶和枕叶处可以看到较大片的高信号区（图 1-1 ➡️ ）。在恶性肿瘤肝转移后的随访中，如果只根据这张图像，首先考虑脑转移伴脑水肿。诊断需要结合神经系统体征和临床表现，也需要与脑内感染和脑梗死相鉴别。

带教医师：回答得很好。那让我们再追加一张弥散加权像（diffusion weighted imaging，DWI）的结果（图 1-2）。这和之前的 FLAIR 图像是同时采集的，二者有什么不同吗？

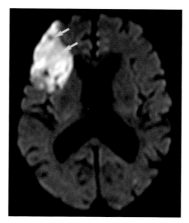

图 1-2　弥散加权像（与图 1-1
同时采集）

住院医师：嗯……右脑额叶的病变在 DWI 上呈现高信号。但是根据我所学到的知识，DWI 不仅在超急性期脑梗死中，还可能在感染性病变（如脑脓肿）等各种脑部病变中呈现高信号。我认为脑水肿并不是由脑转移造成的，但是仅凭该 DWI 还是无法缩小鉴别诊断的范围。

带教医师：的确，这位住院医师关于 DWI 的高信号表现的解释是对的，该 DWI 上高信号区的分布是否有特殊意义呢？

住院医师：您是说高信号区的分布有什么特殊临床意义吗？

带教医师：是的，高信号区的分布十分广泛。

年轻的放射科医师：右脑额叶高信号区的范围（图 1-2 ➡️ ）与大脑前动脉和（或）大脑中动脉的供血区域相对应。

住院医师：哦，是脑梗死。

带教医师：是的，这个病例的诊断是脑梗死，与本例相类似的额叶脑梗死患者可能并没有症状或神经系统体征，并且临床上可能也没有足够的证据将其诊断为脑梗死，因此需要特别注意。

年轻的放射科医师：在这种情况下脑血管的供血区域（vascular territory）对于 CT 和 MRI 诊断十分重要。在类似于本病例的情况下，即使图 1-1 和图 1-2 是同一个层面的影像，诊断也完全取决于图 1-2 的弥散加权像中的高信号区是否完全对应大脑前动脉和（或）大脑中动脉边界区域，或者是否超出其血管供血区域。所以掌握脑部（如额叶和颞叶）的解剖知识十分重要。因为在突发紧急情况时需要快速、准确地诊断，因此掌握脑血管的供血区域和走行尤为重要。

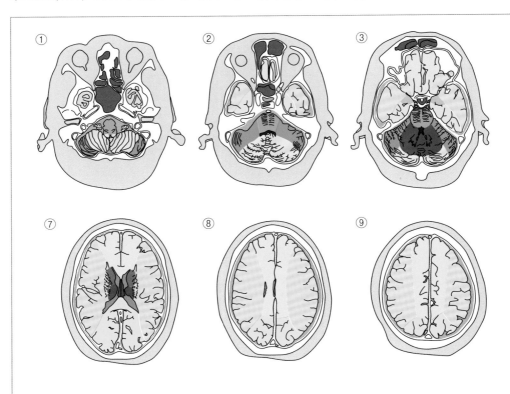

图 1-3 脑血管的供血区域示意[1]

大脑动脉的 3 条主要分支	▨ 大脑前动脉（anterior cerebral artery，ACA）供血区域
	▨ 大脑中动脉（middle cerebral artery，MCA）供血区域
	▨ 大脑后动脉（posterior cerebral artery，PCA）供血区域
小脑动脉的 3 条主要分支	■ 小脑上动脉（superior cerebellar artery，SCA）供血区域
	▨ 小脑前下动脉（anterior inferior cerebellar artery，AICA）供血区域
	▨ 小脑下后动脉（posterior inferior cerebellar artery，PICA）供血区域

带教医师：正如你所说的，既然已经知道了解脑血管供血区域的重要性，那么现在就让我们一起学习一下吧。图 1-3 和图 1-4 是关于头部横断面的动脉供血区域的示意图，前面看到的图 1-1 和图 1-2 相当于第⑦层位置。

年轻的放射科医师：图 1-5 为脑动脉的示意图，大脑中动脉（图 1-5 ⇨）在大脑外侧，大脑前动脉（图 1-5 ⇨）在大脑内侧（大脑纵裂）的前方，大脑后动脉（图 1-5 ⇨）在大脑内侧（大脑纵裂）的后方。将图 1-3 和图 1-4 的血管分布区域与图 1-5 结合起来看的话会更容易理解。

带教医师：接下来是另一例与脑血管分布区域相关的病例，请大家仔细地看一下。

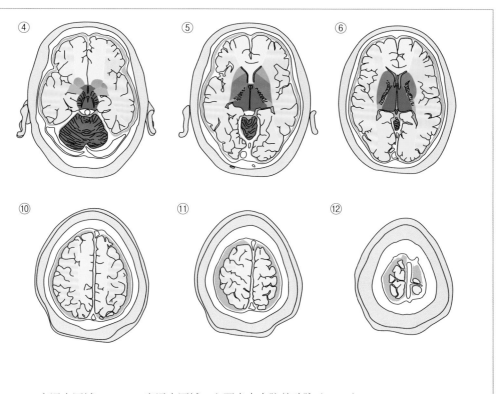

穿通支区域　　■ 穿通支区域：主要来自大脑前动脉（ACA）

■ 穿通支区域：主要来自大脑中动脉（MCA）

■ 穿通支区域：主要来自大脑后动脉（PCA）和后交通动脉（posterior communicating artery，Pcom）

■ 穿通支区域：来自脉络丛前动脉（anterior choroid artery）

■ 由椎动脉（vertebral artery，VA）和基底动脉（basilar artery，BA）的分支直接供血

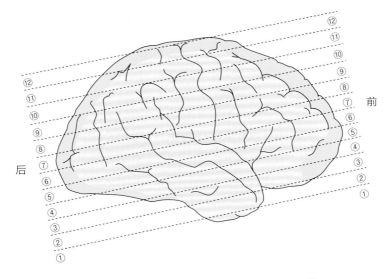

图 1-4 大脑的横断层面（从外侧面显示）[1]

图中的圈码与图 1-3 中的圈码相对应

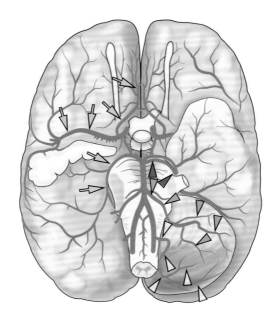

图 1-5 脑动脉（下面观）[2]

⇨：大脑前动脉；▷：大脑中动脉；▷：大脑后动脉；▶：小脑上动脉；◁：小脑下前动脉；

▷：小脑下后动脉（图右侧去除了小脑和额叶）

病例 2　75 岁女性，在自己家里的卫生间中失去意识后摔倒，被他人发现送至急诊。CT 图像见图 1-6。

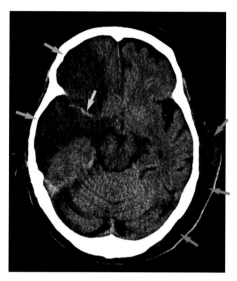

图 1-6　头部 CT 图像（急诊入院时）

　　住院医师：我这次结合脑血管分布区域来进行影像解读。此病例的右侧大脑中动脉区域有低密度影（图 1-6 ➡），考虑脑梗死。

　　带教医师：是的。此图相当于图 1-3 中的第④层。我们进一步可以看到右侧大脑中动脉的血栓表现——大脑中动脉高密度征（hyperdense MCA sign）（参见课程 2 中的"早期 CT 征象"部分）（图 1-6 ➡）。实际上本病例中，患者头部有很严重的淤伤，并且在左侧颞叶到枕叶处可以观察到广泛的由淤伤引起的皮下血肿（图 1-6 ➡），如果遇到急诊患者的 CT 图像与此类似，不能被头部外伤的病史所迷惑而简单地认为只是脑外伤。最重要的是，当发现大面积低密度灶时，需要考虑其范围是否和脑血管的供血区域相对应。

　　住院医师：原来如此，脑血管供血区域的解剖知识原来如此重要。顺便说一下，通过观察图 1-3，我注意到脑血管的供血区域也包括小脑。

参考病例 A **82 岁男性，左侧小脑下前动脉（AICA）区域梗死。**

年轻的放射科医师：的确如此，我们可以看一下参考病例 A。这是一例发生在小脑下前动脉（AICA）供血区域的小脑梗死，FLAIR 图像（图 1-7）显示，左侧小脑半球的小脑下前动脉区域有高信号，和图 1-3 中②表示的小脑下前动脉及小脑下后动脉的供血范围边界完全一致（图 1-7 ➡）。如果说大脑动脉的 3 条主要分支是大脑前动脉、大脑中动脉和大脑后动脉的话，小脑动脉的 3 条主要分支则是小脑下后动脉（PICA）、小脑下前动脉（AICA）和小脑上动脉（SCA）。

图 1-5 中显示，小脑下后动脉（图 1-5▷）是两侧椎动脉的分支，主要为小脑下方的后内侧区域供血。小脑下前动脉（图 1-5▶）是基底动脉的分支，而基底动脉是两侧椎动脉结合在一起形成的，并且为小脑下方的前外侧区域供血。小脑上动脉（图 1-5 ▶）是基底动脉远端在其分流为左、右大脑后动脉前的分支，并为小脑半球上表面供血。结合图 1-3 和图 1-5 会比较容易理解。

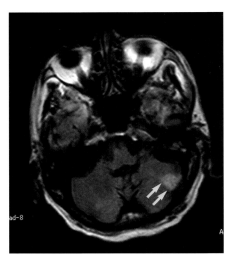

图 1-7　FLAIR 图像

住院医师：原来如此，现在我明白了。顺便说一下，如果仔细观察图 1-3，似乎图片中大脑的某些彩色区域处于③～⑦层，既不是大脑前动脉和大脑中动脉的供血区，也不是大脑后动脉的供血区。

年轻的放射科医师：你观察得很仔细。这些区域被称为穿通支区域，丘脑、内囊和基底神经节等都在此区域。穿通支可以是脉络膜前动脉从颈内动脉的直接分支，也可以是大脑前动脉、大脑中动脉、大脑后动脉和后交通动脉的分支。这些动脉都是从中枢开始分支，脑梗死在图 1-3 提示的供血区域（▨▨，▨▨▨，▨▨▨）与皮质支区域发作时的表现是不同的，所以为了将其与皮质支区分开，故称之为穿通支区域。有关穿通支及皮质支更多的细节专业性更强，在这里不再探讨。图 1-8 展示的是颈内动脉、大脑前动脉和大脑中动脉的穿通支，图 1-9 展示是大脑后动脉和后交通动脉的穿通支，大家可以参考学习。

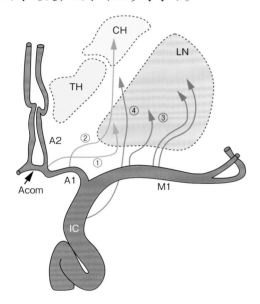

图 1-8 颈内动脉、大脑前动脉和大脑中动脉的穿通支 [3]

① Heubner 回返动脉
② 内侧纹状体动脉
③ 外侧纹状体动脉
④ 脉络膜前动脉
A1：大脑前动脉 A1 段
A2：大脑前动脉 A2 段
Acom：前交通动脉
M1：大脑中动脉 M1 段
IC：颈内动脉
TH：丘脑和下丘脑
CH：尾状核
LN：壳核和苍白球

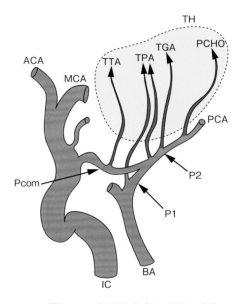

图 1-9 大脑后动脉和后交通动脉的穿通支 [3]

BA：基底动脉
Pcom：后交通动脉
PCA：大脑后动脉
P1：大脑后动脉 P1 段
P2：大脑后动脉 P2 段
TTA：丘脑结节动脉
TPA：丘脑穿通动脉
TGA：丘脑膝状体动脉
PCHO：脉络膜后动脉
IC：颈内动脉
ACA：大脑前动脉
MCA：大脑中动脉
TH：丘脑

关键点！ 观察到脑实质病变时也需要有意识地考虑到脑血管的供血区域

- 信号强度相同的区域是否属于同一个血管供血区。
- 血管的供血区域包括小脑、丘脑、内囊和基底核等部位。
- 血管的供血区域与脑叶的解剖结构不完全一致。

　　带教医师：接下来需要掌握各脑叶（例如额叶和顶叶等）的解剖位置。当我们在 CT 或 MRI 图像中发现脑部病变，并且需要神经外科和神经内科医师会诊时，如果无法定位病变位于脑叶的哪一部分，就很难写会诊申请单。现在就让我们一起看一下病例 3。

病例 3　64 岁女性，有乳腺癌既往史，为了检查是否有脑转移，进行了 MRI 检查。

　　年轻的放射科医师：在 FLAIR 图像（图 1-10）和增强图像（图 1-11）中都发现了 2 个病灶（图 1-10，1-11 ➡ 和 ➡）。

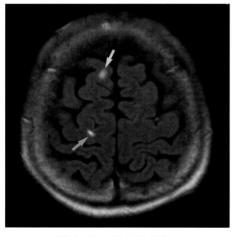
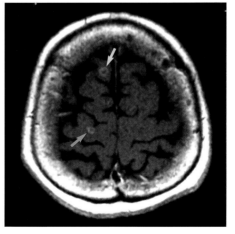

图 1-10　FLAIR 图像　　　　　图 1-11　增强后的 T₁ 加权像（钆造影图像）

　　在增强图像中 2 个病灶都呈现环状增强，考虑为转移性结节。既然发现了 2 个结节，那么这 2 个结节在脑叶的位置又该如何确定呢？

住院医师：➡所示的结节应该在顶叶。➡所示的结节位置更靠前，但是我认为也应该在顶叶。

年轻的放射科医师：很遗憾，回答错误。➡所示的结节在额叶，➡所示的结节在额叶与顶叶的边界附近，而不是在顶叶内。

住院医师：是这样的吗？

带教医师：是的。但是只有在基准线设定合适，并且横断面正确的情况下才能这么说。

住院医师：基准线？正确的横断面？什么意思？

年轻的放射科医师：关于基准线，我们之后会详细介绍。首先从外侧面来观察一下图1-12中的脑叶解剖结构图。这张图像中的基准线为听眦线（orbitomeatal line，OM线），平行于该线的横断面图像如图1-13所示。

住院医师：原来如此。从后往前看的话，图1-12中绿色的颞叶与粉红色的额叶以外侧沟为边界，随着层面向头顶移动，显示的颞叶成分逐渐减小，而作为参考的侧脑室消失的层面（图1-13⑧）中，绿色的颞叶消失了。在这个层面上，还能看到黄色的枕叶，但是2层后也消失了。在之后的层面（图1-13⑩之后）上，前半部分为额叶，后半部分为顶叶。

年轻的放射科医师：这个"前半部分为额叶，后半部分为顶叶"是图1-13中的第⑩层，也正是图1-10和图1-11所示的层面。

住院医师：我明白了。所以图1-10和图1-11➡所示的结节在额叶，➡所示的结节在顶叶和额叶的边界附近。

年轻的放射科医师：正是这样。所以脑叶的解剖结构和之前学习的脑血管的供血区域不同，对于这两者都需要完全掌握。

带教医师：是的，比如额叶中存在脑血管分布不同的部位，额叶的中央纵裂由大脑前动脉供血，而外侧由大脑中动脉供血。

年轻的放射科医师：再次比较图1-3和图1-13的横断面后可以很容易理解。举个例子，图1-14对应的是和图1-3中⑥所示的侧脑室体部层面的供血区域，图1-15展示的虽然是同一层面，但侧重的是脑叶的分布。图1-14和图1-15的➡分别表示额叶（非大脑前动脉的供血区域）和大脑中动脉的供血区域，➡表示枕叶（非大脑后动脉的供血区域）和大脑中动脉的供血区域。

住院医师：原来是这样，这是我第一次听到这种解释。

年轻的放射科医师：还有，从外侧面观察整个脑半球可以发现，图 1-12 中的脑叶分布和图 1-4 中的血管供血区域分布完全不同。

住院医师：的确如此。

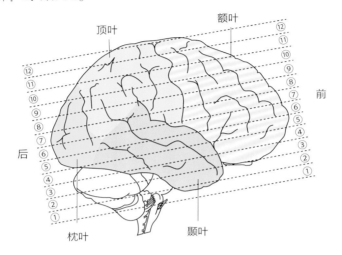

图 1-12　脑叶分布的外侧面观（基准线是 OM 线）[1]

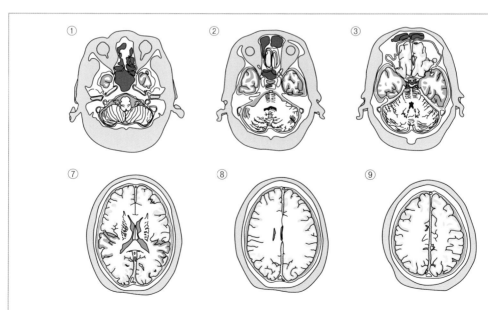

图 1-13　横断面上的脑叶分布图（基准线是 OM 线）[1]

带教医师：这些是重要的解剖学知识。因此重视解剖学并能够熟练地掌握这些知识，有助于更深层次地理解影像诊断。所以可以毫不夸张地说，成为影像诊断专家的关键是掌握影像解剖知识。

住院医师：好的，我记住了。

带教医师：最后，让我们一起来了解一下头部 CT 和 MRI 的基准线。首先，我来介绍下面这个病例。

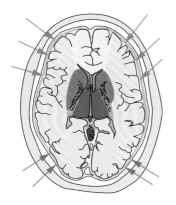

图 1-14　脑血管的供血区域（侧脑室体层面：相当于图 1-3 中的⑥）

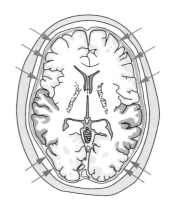

图 1-15　脑叶的分布（侧脑室体层面：相当于图 1-13 中的⑥）

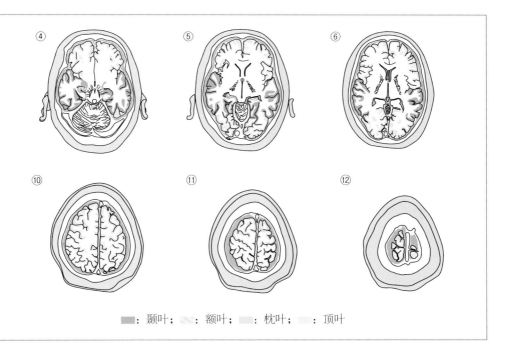

病例 4 71 岁男性，体检时发现脑部有缺血性病变，随访中。

　　年轻的放射科医师：图 1-16 是 FLAIR 图像，两侧深部白质和皮质下白质均出现多处颗粒性高信号，这是脑缺血变化的一种表现。图 1-17 是患者 5 年前的 FLAIR 图像，请比较一下二者有什么区别。

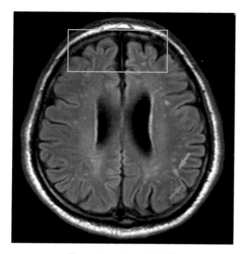 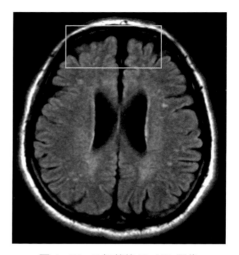

　　　　图 1-16　FLAIR 图像　　　　　　　　图 1-17　5 年前的 FLAIR 图像

　　住院医师：好的。相比 5 年前，患者的脑缺血在进展。图 1-16 中 ➡ 所示的高信号区域比 5 年前图 1-17 中的更加明显了。

　　年轻的放射科医师：再看一下图 1-18，这是向尾侧靠近一层的 5 年前的 FLAIR 图像。你觉得怎么样？

　　住院医师：图 1-16 的 ➡ 所指的长条形高信号区在这一层显示吗？形状看起来稍微有些不同。

　　带教医师：你说得很不错，但是为什么出现这个情况呢？

　　住院医师：再次仔细观察发现，图 1-16 和图 1-17 显示的是相同的层面，但是黄色框（□）内所示的额叶部位的脑回结构有些不同。另外，图 1-16 和图 1-18 中长条形信号区的脑沟（➡ 所示），应该是同一个部位，但是角度或方向有些不同，这是为什么呢？

带教医师：你的回答已经渐渐接近问题的核心了。接下来让我们揭晓答案吧。

年轻的放射科医师：好的，其实图 1-16、图 1-17 和图 1-18 的区别在于检查时断层的角度不同。

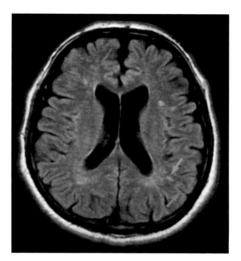

图 1-18　5 年前的 FLAIR 图像（与图 1-17 相比向尾侧移动了一个层面）

住院医师：角度不同？

年轻的放射科医师：是的，比如同样的横断面图像，前面一次成像时下腭收缩了，这次成像时下腭抬了起来，虽然从脑室的形态来判断的话它们显示的是同一层面，可是脑实质并不在同一层面。

住院医师：原来如此。

年轻的放射科医师：一般情况下，在比较相同横断面上前、后两次的图像时，一定要像这次的病例一样，确认检查的角度是否相同。

住院医师：那应该如何确认呢？

年轻的放射科医师：在拍摄横断面影像时，一般都是将正中矢状位图像（图 1-19）作为定位图像。在定位图像上，确认是否运用正确的基准线来扫描。

住院医师：正确的基准线？

年轻的放射科医师：嗯，对头部进行常规扫描时，一般 CT 使用 OM 线，MRI 使用 AC-PC 线（anterior commissure-posterior commissure line，AC-PC line），并且 OM 线和 AC-PC 线具有几乎相同的倾角。OM 线是眼眶中心（或外眦）和外耳道口的连线，AC-PC 线是前连合和后连合的连线，与图 1-19 中的黄线相对应。但是，由于识别 AC-PC 线需要一定的解剖学专业知识，因此在临床 MRI 检查中，可以通过鼻根部和脑桥延髓移行部（脑桥下端）的连线来获得与其近似平行的连线。图 1-19 中红线为鼻根部和脑桥延髓移行部（脑桥下端）的连线。

住院医师：那如何确定鼻根部和延髓脑桥移行部呢？

带教医师：鼻根部在正中矢状位图像中是面部最凹陷的部分（图 1-20 ○），脑桥在矢状位图像上是脑干凸起的部位（图 1-20 ➡）。

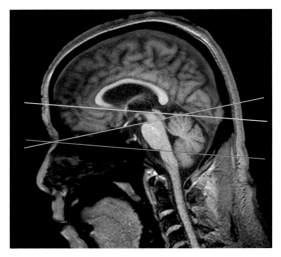

图 1-19　定位图像（正中矢状位图像）和基准线
　——：AC-PC 线（其倾角近似于 OM 线的倾角）
　　——：鼻根部和脑桥延髓移行部的连线
　——：鼻根部和中脑脑桥移行部的连线（近似于听眶线）

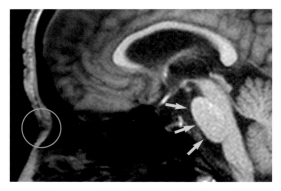

图 1-20　鼻根部（○）和脑桥（➡）

住院医师：原来如此，那个凸起的脑桥下端应该就是脑桥延髓移行部吧！

年轻的放射科医师：以正确的基准线进行 MRI 横断面成像是指确保以鼻根部和脑桥延髓移行部连线的角度进行扫描。虽然大脑常规扫描时使用 AC-PC 线，但是在检查眼眶和颅底时，听眶线被用作基准线。听眶线是指鼻根与中脑脑桥移行部的连线（图 1-19 ── ）。

住院医师：我明白了。在常规脑成像时，凸出的脑桥下端和面部最凹陷的鼻根的连线是基准线；而在检查眼眶和颅底时，鼻根和中脑脑桥移行部（脑桥上端）的连线是基准线。以后再看头部影像时，也要注意定位图像。

🧰 关键点！ 与过去的图像比较时，要检查二者的基准线是否一致

- 当基准线不同时，同一病变的位置、形态和大小都有可能不同。
- 在定位图像上检查基准线。

带教医师：在和之前的横断面图像比较时，一定要有检查二者的基准线是否相同的意识，否则将会影响诊断结果。另外，如果掌握了脑血管的供血区域以及脑叶的正常解剖结构，可以说你就站在了成为影像诊断专家的起点上了。

住院医师：我会加油的。特别是对于头部的影像，在许多紧急情况下需要快速地进行诊断。

带教医师：的确如此。除了本节课的内容之外，掌握后面课程中关于脑膜的解剖结构以及早期 CT 征象、假性蛛网膜下腔出血、头部外伤等内容后，你将会离成为影像诊断专家更近一步。

参考文献

[1]　「CT 診断のための脳解剖と機能系」（久留裕，他訳），医学書院，1986.

[2]　「ネッター解剖学アトラス原書第 4 版」（相磯貞和 訳），南江堂，2007.

[3]　「新版 よくわかる脳 MRI」（青木茂樹 他 編著），学研メディカル秀潤社，2004.

课程 2 超急性期脑梗死的影像特征

早期 CT 征象

从现在开始我们将进行具体的病例解读，我们将从实际出发，对住院医师应该掌握的图像要点进行讲解。请一边回忆前面的内容，一边轻松地阅读。本课程将介绍在超急性期脑梗死中发现的早期 CT 征象。

病例 85 岁女性，数小时前突然出现左侧肢体麻痹和言语障碍。

■ 讨论

带教医师：怀疑患者出现了脑梗死，所以对其进行了常规 CT 检查（图 2-1，2-2）。根据图像，你们有什么看法？

住院医师：根据临床症状，右侧大脑应该有梗死。高龄患者、缺血性变化、侧脑室周围有大片低密度灶，除此之外，不知道了。

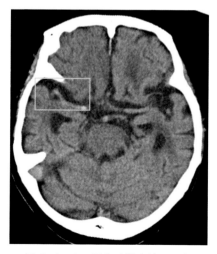

图 2-1 CT 图像（鞍上池层面）

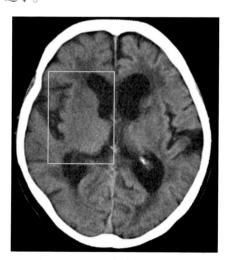

图 2-2 CT 图像（基底核层面）

年轻的放射科医师：通过 CT 图像诊断急性期脑梗死时，有必要确认早期 CT 征象。以下是重点，请仔细阅读。

🧰 关键点！ 早期 CT 征象

主要见于栓塞性超急性期脑梗死，并且是考虑是否使用组织型纤溶酶原激活物（tissue-type plasminogen activator，t-PA）的重要依据。

● **大脑中动脉高密度征**

发病后立即出现，大脑中动脉（MCA）内血栓呈高密度影，同一部位的外周血管也同时出现高密度影。

● **豆状核轮廓模糊**

发病后 1 ~ 2 小时出现，受局部缺血的影响，豆状核穿通支轮廓变模糊。

● **皮质 – 白质边界和岛叶皮质模糊**

发病后 2 ~ 3 小时出现，皮质的吸收能力减弱，白质的边界模糊。岛叶皮质也称为岛带（insular ribbon）（位于外囊 – 屏状核 – 最外囊的部位），由于颅骨伪影比其他部位少，岛叶皮质比较容易被观察到。

● **脑回消失，脑实质呈低密度征**

一般发病 3 小时后出现，并且伴有水肿。

住院医师：本例大脑右侧出现大脑中动脉高密度征（图 2-1 □），并伴有豆状核轮廓模糊和岛叶皮质模糊 (图 2-2 □)。MCA 总是有高密度影，是否可能是动脉粥样硬化导致的钙化呢？

带教医师：这是一个很尖锐的问题。的确，在有些病例中钙化的鉴别十分困难，带着这样的意识去读片是十分关键的。单纯性钙化有如下鉴别诊断的要点。①X 线吸收值比血栓更高（基本上是由动脉硬化造成的）。②通常两侧广泛分布着钙化影，而不是局限于某一个部位。③鉴别的重点是其缺乏其他急性梗死的影像学表现。另外，不要忘记临床症状比任何影像学表现都重要。

年轻的放射科医师：接下来的检查是 MRI（图 2-3 ~ 2-6），考虑到患者可能有超急性期脑梗死，所以进行了弥散加权成像，大家有什么异常发现吗？

住院医师：右侧大脑中动脉及大脑前动脉供血区域的 DWI 信号增高（图 2-3 □）。

FLAIR 图像中，豆状核和尾状核头部信号略增高（图 2-4 □），但是在同一部位的 DWI 中未见高信号。因此考虑其存在超急性期脑梗死。

带教医师：正如你所说，超急性期一般只有在 DWI 中可见异常信号，而 FLAIR 图像中的异常信号通常是发病 24 小时后的病灶，已不再属于急性期的情况了。除了以上异常表现，谁还有补充？

年轻的放射科医师：在 T$_2$ 加权像中可观察到血管流空效应导致的信号消失（图 2-5 □），这几乎与 CT 图像中出现大脑中动脉高密度征的部位相同。另外，FLAIR 图像中的相同部位也呈现高信号（图 2-6 □）。这些征象都支持血栓的存在，FLAIR 图像中的 intra arterial sign 也被称为大脑中动脉高信号征。

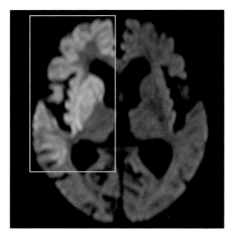

图 2-3　DWI（基底核层面）

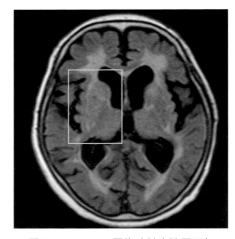

图 2-4　FLAIR 图像（基底核层面）

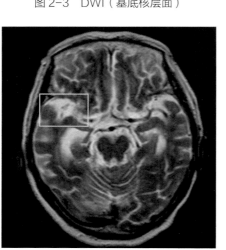

图 2-5　T$_2$ 加权像（鞍上池层面）

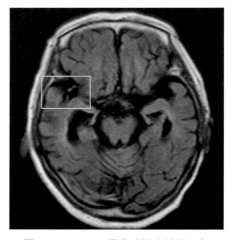

图 2-6　FLAIR 图像（鞍上池层面）

住院医师：在 CT 图像上应该称之为密度，而在 MRI 图像上我们应该称之为信号强度。

带教医师：是的，有这种意识是十分重要的。早期 CT 征象本身是 20 世纪 80 年代后期被提出的，当时备受关注，因为可以通过 CT 早期诊断出急性脑梗死，此后，弥散加权像逐渐普及，并广受关注。但是，由于最近出现了以重组组织型纤溶酶原激活剂（rt-PA，药物名阿替普酶）为代表的 t-PA 制剂，为了确定溶栓治疗的适应证，CT 检查再次引起人们的关注。rt-PA 的适应证是在脑梗死发病 3 小时内，同时，早期 CT 征象范围必须在大脑中动脉区的 1/3 以下，另外有高出血风险的患者不建议使用 rt-PA。另外，由于在某些地区或特殊情况下 MRI 扫描无法在深夜和周末进行，所以使用 CT 来诊断早期脑梗死对临床来说尤为重要。如果遇到怀疑为超急性期脑梗死的病例，一定要积极寻找早期 CT 征象以及大脑中动脉高密度征来帮助诊断。

参考文献

[1]　百島祐貴：急性期脳卒中の画像診断. Prog Med, 27: 269–272, 2007.

[2]　井田正博 他：脳虚血超急性期の早期検出. 脳と循環, 11(3): 245-251，2006.

[3]　平野照之：急性期脳梗死の頭部単純 CT・拡散強調画像. 分子脳血管病, 7(1):78-85，2008.

[4]　平野照之 他：t-PA 投与の判断と実際 Early CT sign のみかたと効果の予測因子について. 神経治療, 24(1): 25-32, 2007.

延伸阅读

[1]　MELT JAPAN 网站中的早期 CT 征象的解读训练。

http://melt.umin.ac.jp/MELT_WEB_SWFObj_Final/index.html.

[2]　ASIST JAPAN 网站中的 CT 图像和 DWI 中缺血初期变化的解读训练。

http://asist.umin.jp/training/index.html.

↑可以通过以上 2 个网站对早期 CT 征象进行实际训练。

课程 3　知道脑膜的位置就能发现的病变

通过病例学习脑膜及其周围的组织结构

病例 1　67 岁男性，肺癌病史，为了确认是否有脑转移而对其进行了 MRI 检查。

■ 讨论

　　带教医师：这是一例需要确认是否有脑转移的病例。其实在其他层面已经发现了脑转移灶，除此以外，请观察以下 2 张图片（图 3-1，3-2），有什么异常发现吗？

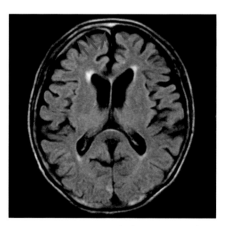

图 3-1　FLAIR 图像（基底核层面）

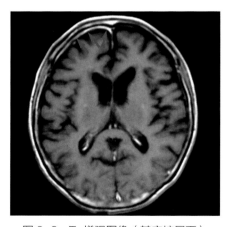

图 3-2　T_1 增强图像（基底核层面）

　　住院医师：是指脑实质以外的病变吗？

　　带教医师：寻找病变的一个基本方法就是对比图像中两侧大脑半球的差别，请仔细观察图像。

　　住院医师：与左侧相比，右侧额叶前面的地方有明显的线状改变（图 3-1，3-2 ➡️ ）。

年轻的放射科医师：你的发现是对的！所以这里应该是什么部位呢？

住院医师：我不是很确定。一般情况下，除了脑实质以外我不太注意这个部位。

带教医师：那就先让我们来复习一下解剖结构吧。从头部的外侧开始，首先是皮肤、皮下组织、骨和骨膜，这些应该知道吧？皮下组织的脂肪在 T_1 加权像、T_2 加权像和 FLAIR 图像中都呈高信号（未使用脂肪抑制的情况下）。脂肪的内侧是颅骨，那颅骨的信号应该是什么样的呢？

住院医师：骨应该是没有信号的。

带教医师：的确有很多人这样认为。但大家是否还记得骨分为骨密质和骨松质？骨皮质为骨密质，主要由钙化部分组成，所以没有信号。但是骨松质之间有骨髓，并且成年人的骨髓是黄骨髓，含有大量脂肪组织，所以其信号和皮下组织一样为高信号（未使用脂肪抑制的情况下）。关于颅骨，如图 3-3 所示，其分为 3 层结构，即外板－板障－内板。外板和内板是骨皮质，所以没有信号；而板障是骨松质，所以呈骨髓的信号水平。

住院医师：原来如此。这样的话，病例 1 的右脑额叶处较厚的线条状影应该是颅骨内侧的结构，是脑膜吗？

年轻的住院医师：脑膜是硬脑膜、蛛网膜和软脑膜的总称。最外层是脑硬膜，其下层是蛛网膜，蛛网膜下面是含有脑脊液的蛛网膜下腔，最内层是与大脑密切接触的软脑膜（图 3-3）。

住院医师：好像还有一个叫作硬膜下隙的结构。

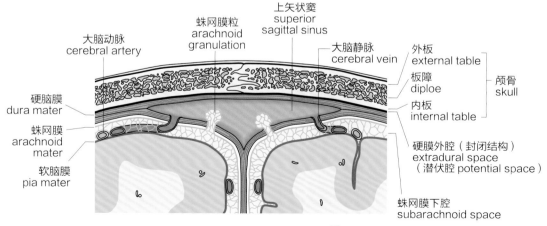

图 3-3 颅骨及脑膜间隙[1]

带教医师：硬膜下隙是硬脑膜和蛛网膜之间的空隙，其间有潜在性腔隙，当出现硬膜下水肿、血肿等病变时，就能发现它的存在。顺便说一下，硬膜下水肿和蛛网膜下腔的扩大看似十分容易混淆，但是发生硬膜下水肿时，蛛网膜下腔中的静脉被挤压到脑表面，而蛛网膜下腔扩大时，可以在蛛网膜下腔内看到静脉穿过（病例2，图3-4）[2,3]。另外，请记住，内板和硬脑膜之间有一个硬膜外腔，即潜伏腔。

病例2 2岁男童，脑膜炎治疗后的随访MRI（图3-4）。

左脑额颞叶脑实质及颅骨间隙扩大（图3-4 ➡），蛛网膜下腔的静脉向脑外侧挤压，提示硬膜下水肿。

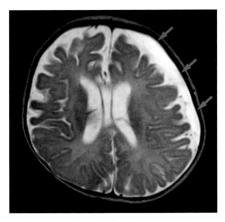

图3-4 T$_2$加权像（侧脑室层面）

住院医师：可以通过MRI定位脑膜吗？

带教医师：即使使用非对比增强MRI，也可以通过FLAIR图像看到较厚的硬脑膜（与软脑膜和蛛网膜相比）。另外，硬脑膜由于没有血脑屏障，因此在对比度增强的T$_1$加权像上更容易显示。所以，在怀疑有脑膜病变时，请务必要求进行造影增强扫描。顺便问一下，到目前为止，刚刚讲到的解剖学知识都理解了吗？

住院医师：理解了。如图3-2所示，从外侧向内分别是皮下组织（高信号）→外板（无信号）、板障（高信号）、内板（无信号）、硬脑膜（等信号，本例中右侧增厚且呈高信号，图3-2 ➡）、蛛网膜下腔（显著低信号）和灰质。所以本例中右额叶区增厚的硬脑膜十分明显（图3-5）。

带教医师：回答正确。本例患者有肺癌既往史，另外，1 年前的 MRI 并未提示硬脑膜增厚，所以这次的诊断是硬脑膜转移。

住院医师：原来如此。顺便请问一下，在脑膜内，除了脑硬膜以外还有其他可能增厚的部位吗？

年轻的放射科医师：当然有。MRI 对脑膜异常有特别好的鉴别作用，例如，硬脑膜－硬膜下隙－蛛网膜（dura-arachnoid pattern，DA 型）强化，软脑膜－蛛网膜下腔（pia-subarachnoid pattern，PS 型）强化（图 3-6）。这 2 种类型的混合型也是存在的，它们对于疾病的鉴别诊断十分重要。例如刚才的硬脑膜转移（病例 1）是局限性强化的 DA 型，而在感染性脑膜炎中 PS 型比 DA 型更多。病例 3（图 3-7，3-8）是小儿细菌性脑膜炎病例，在其额叶处可以观察到沿大脑表面的异常强化，即 PS 型病变（图 3-7，3-8 ➡）。

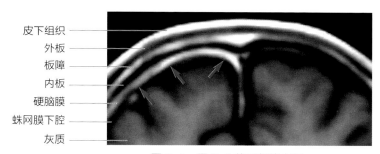

皮下组织
外板
板障
内板
硬脑膜
蛛网膜下腔
灰质

图 3-5　图 3-2 的局部放大图

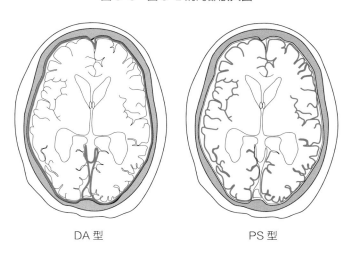

DA 型　　　　　　　　　　　PS 型

图 3-6　2 种类型的脑膜异常强化模式[4]

病例 3 10 月龄男婴，出现发热及颈部僵硬，行脑脊液检查后被诊断为细菌性脑膜炎。

住院医师：果真如此。如果不仔细地观察，很容易遗漏。

带教医师：是的，脑膜来本就是比较难理解的结构，再加上现在不同的 MRI 设备、扫描方法、是否进行脂肪抑制、扫描层面以及窗宽和窗位的改变，诊断并不那么容易。

当遇到和本节病例 1 类似的情况时，可以通过比较左、右两侧大脑半球来判断病变，但是如果发生弥漫性硬脑膜增厚（如自发性颅内低血压），则无法通过这种方法来判断，只能根据硬脑膜增厚的情况来进行诊断。通常脑膜的厚度为 1 mm 或者更薄[5]，有时甚至无法清晰显示，所以要熟悉自己医院的正常脑膜影像，带着这种印象去解读影像。如果发现异常情况，特别是脑膜和（或）脑膜腔的异常，需要注意是否有局限性或弥漫性病变，这一点十分重要。表 3-1 总结了脑膜异常强化的模式和病因。

从现在开始，在解读头部 MRI 图像时，不仅要注意脑实质，还要注意"脑外"的部分。

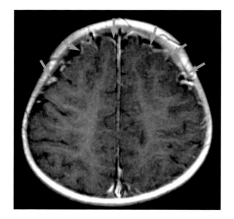

图 3-7　造影 T₁ 加权像（半卵圆中心层面）

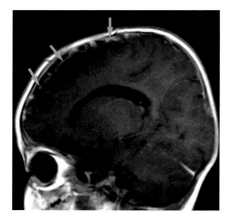

图 3-8　造影 T₁ 增强矢状位图像（旁正中矢状位）

表 3-1　脑膜异常强化的模式和病因 [6]

DA 型	局限性	脑膜瘤等造成的脑膜尾征
		恶性肿瘤发生脑膜转移
		开颅引流术后
		结节病
		类风湿关节炎
		脑出血、脑梗死、脑动静脉瘘附近的硬脑膜等
		颅骨肿瘤和炎症病灶附近的硬脑膜等
	弥漫性	开颅引流术后
		蛛网膜下腔出血后
		脑膜炎（包括癌性脑膜炎）
		自发性颅内低血压等
PS 型	局限性	结节病
		斯德奇 – 韦伯综合征（Sturge-Weber 综合征）等
	弥漫性	蛛网膜下腔出血后
		髓腔药物注射
		脑膜炎（包括癌性脑膜炎）
		结节病

参考文献

[1]　「グレイ解剖学」（Richard, L. D., et al. 著 , 塩田浩平 他 訳），エルゼビア・ジャパン , pp. 782-786, 2007.

[2]　Haines, D. E., et al.: The"subdural"space: a new look at an outdated concept. Neurosurgery, 32: 111-120, 1993.

[3]　McCluney, K. W., et al.: Subdural hygrome versus atrophy on MR brain scans: "The cortical vein sign". AJNR, 13: 1335-1339, 1992.

[4]　Mrltzer, C. C., et al. : MR imaging of the meninges I Normal anatomic features and nonneoplastic disease. Radiology, 201: 297-308, 1996.

[5]　「新版 所見からせまる脳 MRI」（土屋一洋 他 編著），秀潤社 , pp. 119-129, 2008.

[6]　「脳脊髄の MRI 第 2 版」（細谷貴亮 他 編），メディカル・サイエンス・インターナショナル , pp. 299-311, 2009.

·　Osborn, A. G.: Brain tumors and tumor like processes.「Diagnostic neuroradiology」, pp. 517-523, Mosby, St. Louis, 1994.

课程 4　不要将其误认为蛛网膜下腔出血

假性蛛网膜下腔出血

住院医师：老师，我遇到麻烦了。

年轻的放射科医师：怎么了？

住院医师：2 天前我在急诊值班时接诊了一位患者，刚刚他又做了一次 CT 检查，我感觉像是蛛网膜下腔出血（subarachnoid hemorrhage，SAH）。但是当时来医院时拍的头部 CT 图像没有任何异常，是我漏诊了吗？

年轻的放射科医师：让我们看看这个病例（病例 1）。

病例 1　20 岁男性，心搏骤停复苏成功后。复苏后即刻及复苏后第 2 天分别进行了影像学检查。

■ 讨论

住院医师：患者因大量饮酒后晕倒，被他人发现并送往急诊。体格检查发现患者出现心搏骤停，后患者被成功复苏。复苏后即刻行头部 CT 扫描，未见出血等异常（图 4-1）。考虑呕吐物所致的窒息造成心搏骤停，且患者存在复苏后脑损伤。

年轻的放射科医师：复苏后即刻的 CT 图像确实未见明显异常，在复苏后第 2 天的 CT 图像（图 4-2，4-3）中可见环池、外侧裂、脑沟和蛛网膜下腔有提示出血的高密度区（图 4-2，4-3 ➡）。乍一看，这的确像蛛网膜下腔出血的表现，但是仔细观察后会发现左、右大脑半球有对称的弥漫性改变。另外，可能由于缺氧性脑病，两侧基底神经节和丘脑等深部灰质出现低密度区（图 4-3 ➡），进一步造成脑弥漫性水肿以及脑实质密度降低。这种情况应该不是 SAH。

住院医师：那高密度区是由什么造成的呢？

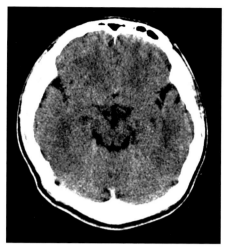

图 4-1　复苏后即刻拍摄的 CT 图像（鞍上池层面）

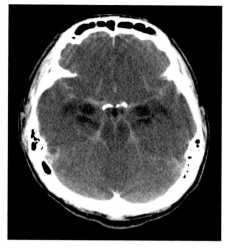

图 4-2　复苏后第 2 天的 CT 图像（鞍上池层面）

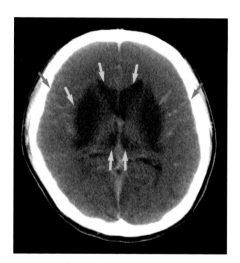

图 4-3　复苏后第 2 天的 CT 图像（基底核层面）

带教医师：这个病例的确比较复杂，也比较有趣。

年轻的放射科医师：我认为这种情况很可能是假性蛛网膜下腔出血。

住院医师：是假性蛛网膜下腔出血吗？

带教医师：那就让我们"趁热打铁"，学习一下假性蛛网膜下腔出血吧。

🧰 **关键点！** 在 CT 和 MRI 图像中类似于蛛网膜下腔出血的情况被称为假性蛛网膜下腔出血

- 在弥漫性脑水肿造成的缺血性脑病中常常能见到[1-2]。也有报道发现，有 20% 的患者为心搏和呼吸骤停后出现缺血缺氧性脑病的患者[1]。

带教医师：在 CT 中能观察到假性蛛网膜下腔出血的情况一般为除缺血缺氧性脑病以外的双侧硬脑膜下血肿[3]、小脑梗死[4]、脑炎、脑血管炎、大脑胶质瘤病、低颅压综合征[5]、化脓性脑膜炎和使用对比剂后。

住院医师：这是我第一次听说。为什么 CT 可以发现假性蛛网膜下腔出血？

带教医师：我们先来复习一下基础知识。在课程 3 中我们学习过脑膜的结构，从外层向内层分别是硬脑膜、蛛网膜和软脑膜，蛛网膜与软脑膜之间的空隙（即图 4-4 中绿色部分）为蛛网膜下腔，由某些原因导致的该处密度增高，称为假性蛛网膜下腔出血。

住院医师：原来如此。

带教医师：虽然大家都知道脑实质由颈内动脉供血，硬脑膜由颈外动脉的分支——脑膜中动脉供血（图 4-5），但是图 4-4 中红色部分表示的是软脑膜周围的

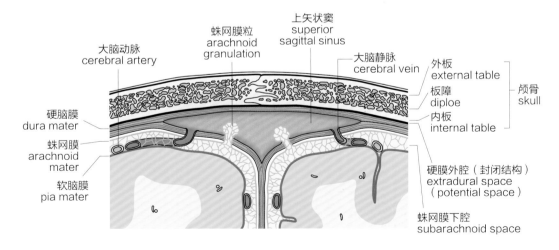

图 4-4　脑膜（硬脑膜、蛛网膜和软脑膜）及其间隙（绿色部分为蛛网膜下腔）[6]

颈内动脉和颈外动脉的供血区域边界。软脑膜上的静脉会回流到脑实质，但是如果脑实质发生肿胀，静脉血会回流受阻，此时软脑膜静脉的扩张机制与右心衰竭时上腔静脉和下腔静脉的扩张机制相同。当大脑表面的静脉以这种方式扩张时，由于静脉中的血液具有比脑脊液和脑实质更高的密度（CT 值），因此蛛网膜下腔似乎显示出高吸收性，这也是假性蛛网膜下腔出血形成的主要原因之一。

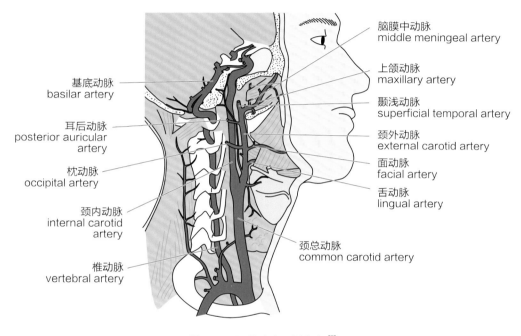

图 4-5　颈外动脉及其分支[7]

住院医师：血液密度增高？

带教医师：常规的头部 CT 图像中，上矢状窦和横窦的密度高于脑实质的密度，血管中血液的 CT 值高于脑实质。血液从血管渗出并成为血肿时，血液会凝固，血浆成分被吸收。因此，血红蛋白被浓缩，血液的密度（CT 值）也进一步升高。

住院医师：原来血液的 CT 值和血红蛋白的浓度有关。

带教医师：是的，所以贫血患者的血液 CT 值略低，红细胞增多症患者的血液 CT 值升高，这种现象不仅局限于头部 CT。类似的例子还有很多，为了观察脑白质和脑灰质的密度差，可以将窗宽调窄，然后就能看到二者的密度差了。

年轻的放射科医师：为了在头部 CT 图像中能鉴别血肿和钙化，可以将窗宽和窗位设置得很窄，导至脑脊液和空气一样显示为黑色。

带教医师：正如你所说的那样。

住院医师：通过这次学习我了解到，脑表面静脉扩张可导致与蛛网膜下腔出血类似的症状出现，也明白了其原因包括缺血缺氧性脑病以外的双侧硬脑膜下血肿、小脑梗死、脑炎和脑血管炎导致的脑实质肿胀。但仍然不明白为什么大脑胶质瘤病、脑脊液漏、化脓性脑膜炎和造影后会发生假性蛛网膜下腔出血。

年轻的放射科医师：假性蛛网膜下腔出血出现的原因尚未完全明确。脑胶质瘤是由脑神经胶质细胞胚胎发育障碍导致的肿瘤细胞样畸变，最终形成离心样弥漫分布的肿瘤。低颅压综合征主要由颅内压下降导致，以引起颅内静脉扩张为主要表现。

带教医师：化脓性脑膜炎是由化脓性物质在脑脊液中积聚造成的[4]。而造影后出现的假性蛛网膜下腔出血，据报道一般是由对比剂的大量使用以及脑血管造影导致的，脑脊液密度升高的机制目前还不明确，可能由少量对比剂进入脑脊液中引起，或者由于对比剂进入脑脊液，脑脊液密度和渗透性增高或血脑屏障被破坏，脑脊液中蛋白浓度增高[3]。

年轻的放射科医师：另外，病例 1 在缺血缺氧性脑病的情况下脑实质的密度降低，这也是蛛网膜下腔看上去密度升高的原因之一[2, 8]。

住院医师：原来如此，我基本上明白了。既然如此，假性与真性蛛网膜下腔出血应该如何鉴别呢？

带教医师：好问题，接下来就来看一下鉴别要点。

关键点！ 真 / 假性蛛网膜下腔出血的鉴别要点

- 真性蛛网膜下腔出血的 CT 值一般为 60 ~ 70 HU（Hounsfield unit），假性蛛网膜下腔出血的 CT 值一般为 30 ~ 40 HU。
- 假性蛛网膜下腔出血 一般呈弥漫性左右对称[1]。
- 假性蛛网膜下腔出血导致的脑水肿常见灰质和白质边界模糊[5]。
- 造影增强后能发现假性蛛网膜下腔出血造成的静脉扩张[2]。

带教医师：CT 值的差异也是血管内正常血液和血肿中血液浓度的差异。将第 2

点考虑成是造成弥漫性脑肿胀的原因便能够理解了。第 3 点所指的是脑密度的下降，与"相对密度"有关。

年轻的放射科医师：通过测量 CT 值的绝对值可以理解"相对高吸收"的含义。由于静脉扩张是假性蛛网膜下腔出血的原因之一，因此可以理解造影后会产生对比效果。

带教医师：但是如果只有少量出血，患者处于血肿的亚急性期，或者贫血导致患者自身血液的 CT 值下降时，即使是真性蛛网膜下腔出血，其 CT 值也不会增高。这一点要注意。

年轻的放射科医师：出血量少、亚急性期血肿和贫血，在这三种情况下，即使出现蛛网膜下腔出血，血红蛋白的浓度也不会很高。

住院医师：明白了。病例 1 的环池 CT 值约为 40 HU，其血液中的血红蛋白浓度为 181 g/L，不存在贫血，如果是真性蛛网膜下腔出血，其 CT 值略低。

年轻的放射科医师：如果只凭 CT 值来判断的话，的确比较难。但是考虑到有大片高密度区和脑水肿，本例应该提示为假性蛛网膜下腔出血。

带教医师：的确是这样。头部 CT 检查的异常发现通常仅表现出密度上的微小差异。这就是我之前提到过的要缩小窗宽和窗位以使异常改变更容易被观察到的原因。在这种情况下，即使头部的 CT 值轻度上升也能够发现病变。这也是它被误认为 SAH 的原因之一。在有数字化系统的医院，医师可以直接在电脑上测量 CT 值，所以在遇到诊断困难的病例时可以养成这种随时测量 CT 值的习惯。

至于其他鉴别要点，假性蛛网膜下腔出血时不应该出现 SAH 的征象也很重要。例如，不同于 SAH，假性蛛网膜下腔出血一般不出现脑室内的血肿，并且假性蛛网膜下腔出血的征象在随访 CT 中一般不随时间的推移而改变[1]。

年轻的放射科医师：如果是 SAH，随着时间的推移，蛛网膜下腔内的出血将被脑脊液稀释。但如果是假性蛛网膜下腔出血，除非减轻脑水肿，否则 CT 图像不会出现太大改变。另一个鉴别要点是 MRI，MRI 图像还能提示关于 SAH 的不同发现。

住院医师：SAH 的 MRI 图像？我还从来没有注意到这一点。我们能发现什么特别的征象？

带教医师：这也是一个比较重要的内容，请务必记住它，接下来我会总结一下。病例 2 就是一个通过 MRI 比通过 CT 更容易做出鉴别诊断的亚急性期蛛网膜下腔出血的例子。

🧰 关键点！ 蛛网膜下腔出血的 MRI 图像[9]

- 在 FLAIR 图像中，急性期至亚急性期（发病后数日至一周内）SAH 病灶呈高信号。特别是在 CT 图像中，血肿的 CT 值低，亚急性期之后，MRI 比 CT 的检测率更高。
- 在 T_2 加权像及 T_2^* 加权像中，血肿一般呈低信号。

病例 2 70 岁女性，1 周前出现后颈部和双侧肩部疼痛，伴言语障碍、头晕和行走困难，被送至急诊。

图 4-6 和图 4-7 分别为患者被送至急诊后的 CT 和 MRI 图像。

住院医师：CT 图像（图 4-6）中未见明显高密度影，右侧蛛网膜下腔（➡）密度和对侧相比有所增高，和大脑皮质的密度类似。

年轻的放射科医师：SAH 发作后，由于随着时间的推移，CT 图像中的病灶密度下降，所以亚急性期的出血灶密度和脑实质相同。

住院医师：如果没有左、右两侧大脑半球的差异，也没有大脑萎缩，鉴别诊断很困难。没有经验的医师可能会遗漏病灶。

年轻的放射科医师：这个病例的 MRI 图像看了吗？

住院医师：FLAIR 图像（图 4-7）中，有很明显的 SAH 高信号（➡）。看来 MRI 比 CT 更容易发现病灶呀！

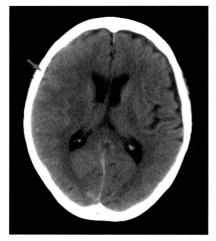 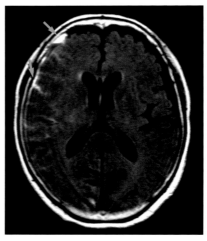

图 4-6　常规 CT 图像（侧脑室层面）　　图 4-7　FLAIR 图像（侧脑室层面）

带教医师：这个病例的血管造影提示由颈内动脉 – 后交通动脉（internal carotid-posterior communicating，IC-PC）部位的动脉瘤引起的右侧 SAH。SAH 发病数小时后 CT 的检测能力下降，这时 MRI 比 CT 更有助于诊断。所以如果怀疑 SAH 并且已经发病数小时，同时在 CT 中发现有疑似的征象，应该要求进行 MRI 扫描。

年轻的放射科医师：但是在 MRI 图像中诊断 SAH 时请务必同时注意假性蛛网膜下腔出血的征象。

带教医师：是的，脑膜炎、烟雾病、脂肪瘤、低颅压综合征和吸入高浓度氧气时，FLAIR 图像中的蛛网膜下腔都会出现类似的高信号[10]。另外，脑脊液流动、血管搏动和金属造成的伪影也会出现类似的高信号[10]。所以，在 FLAIR 图像中诊断 SAH 时需要结合临床信息。

接着让我们来看病例 3，同时复习一下前面所学的知识点。

病例 3　20 多岁男性，5 个月前因重症脑炎住院。

因双侧瞳孔大小不等而进一步行 CT 检查。图 4-8 和图 4-9 分别为出现瞳孔大小不等 10 日前的 CT 图像和出现当日的 CT 图像。

住院医师：首先，瞳孔大小不等时的 CT 图像（图 4-9）显示，脑实质密度弥漫性降低，灰质与白质的边界模糊，有脑水肿。蛛网膜下腔密度对称性增加（图 4-9 ➡），环池的 CT 值约为 30 HU。根据前面讲到的，由于蛛网膜下腔相对密度升高且伴有脑水肿，所以考虑假性蛛网膜下腔出血。

带教医师：分析正确。顺便说一下，瞳孔大小不等出现 10 日前的 CT 图像（图 4-8）中未出现蛛网膜下腔密度增高。但是在瞳孔大小不等出现 4 日后的 MRI 图像（图 4-10）中能看到这个改变。

住院医师：嗯。首先，在皮质、基底节和丘脑中可以发现弥漫性的高信号（图 4-10 ➡），还可以看到弥漫性的皮质肿胀，以及脑沟和脑室变小（图 4-10 ➡）。

年轻的放射科医师：可以认为这些是某种原因造成的缺血缺氧性脑病的表现。

带教医师：是的，有大量神经元胞体的灰质比主要由神经纤维组成的白质对缺氧更敏感，大脑皮质和基底节弥漫性信号升高和肿胀提示缺血缺氧性脑病。可惜的是这个患者行 CT 检查 3 周后去世了，病理解剖发现死因并不是蛛网膜下腔出血而是边缘性脑炎和缺血缺氧性脑病。

对于假性蛛网膜下腔出血，一般不需要行血管造影及腰椎穿刺等有创性检查，但需要十分清楚地理解假性蛛网膜下腔出血的概念和原因。另外，假性蛛网膜下腔出血在 CT 和 MRI（主要是 FLAIR）图像中的表现是完全不同的，所以当根据 CT 图像怀疑有假性蛛网膜下腔出血时，可以进行 MRI 检查，反之也一样。如果能完全掌握假性蛛网膜下腔出血，对真性 SAH 的诊断能力也能够提高。

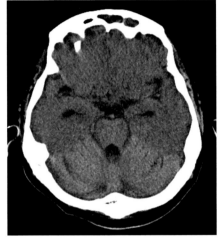 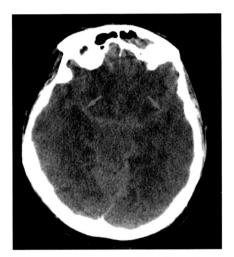

图 4-8　瞳孔大小不等出现 10 日前的　　　　图 4-9　瞳孔大小不等出现当日的
CT 图像（鞍上池层面）　　　　　　　　　CT 图像（鞍上池层面）

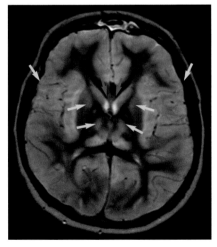

图 4-10　瞳孔大小不等出现 4 日后的
T$_2$ 加权像（基底核层面）

参考文献

[1] Yuzawa, H., et al. : Pseudo-subarachnoid hemorrhage found in patients with postresuscitation encephalopathy: characteristics of CT findings and clinical importance. Am J Neuroradiol, 29: 1544-1549, 2008.

[2] Given, C. A., et al. : Pseudo-subarachnoid hemorrhage: a potential imaging pitfall associated with diffuse cerebral edema. Am J Neuroradiol, 24 : 254-256, 2003.

[3] 大野晋吾 他：くも膜下出血と鑑別を要した若成人両側性慢性硬膜下血腫の 1 例 . 脳神経 , 56 : 701-704, 2004.

[4] Barton, B. R., et al. : Pseudo-subarachnoid hemorrhage in cerebellar infarction. Neurocrit Care, 7 : 172-174, 2007.

[5] Thomas, G. L., et al. : Pseudosubarachnoid haemorrhage on CT brain scan: An unusual presentation of diffuse hypoxic brain injury. Intensive Care Med, 33 : 2038-2040, 2007.

[6] 「グレイ解剖学」（Richard, L. D., et al. 著 , 塩田浩平 他 訳）, pp.782-786, エルゼビア・ジャパン , 2007.

[7] 「ネッター解剖学アトラス　原書第 4 版」（相磯貞和 訳）, 南江堂 , 2007.

[8] Al-Yamany, M., et al. : Pseudo-subarachnoid hemorrhage: a rare neuroimaging pitfall. Can J Neurol Sci, 26 : 57-59, 1999.

[9] 「新版 よくわかる脳 MRI」（青木茂樹 他 編著）, pp.234-235, 秀潤社 , 2004.

[10] 野口　京：くも膜下出血の画像診断—典型および非典型例—. 画像診断 , 908-920, 30 : 2010.

课程 5　头部外伤的 CT 和 MRI 影像

通过病例学习脑膜及其周围的组织构造

> **病例 1**　42 岁男性，骑自行车时被卡车撞倒，后被送至急诊。
>
> 　　血压 135/101 mmHg，心率 90 次 / 分，血氧饱和度（SpO_2）98%，意识状态等级 Ⅱ - 20/JCS，10（E4V2M4）/GCS。为确认颅内是否有病变，进行了 CT 检查（图 5-1，5-2）。

■ 讨论

　　带教医师：这次是头部外伤的患者，看到图像后首先想到什么？

　　住院医师：考虑右侧额骨内血肿，能看到稍微增厚的板状高信号结构（图 5-1 ➡）。这是硬膜下血肿吗？

　　年轻的放射科医师：的确如此。硬膜下腔和硬膜外腔及其周围的脑膜结构在课程 3 的时候已经学习过了，在出血较少的情况下鉴别病变是在硬膜下还是硬膜外尤

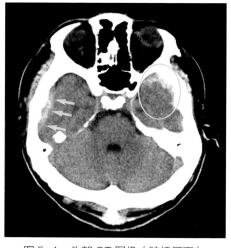

图 5-1　头部 CT 图像（脑桥层面）

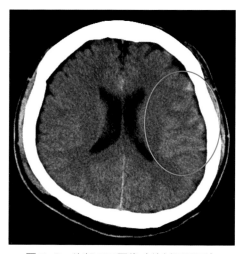

图 5-2　头部 CT 图像（放射冠层面）

其困难。硬膜下血肿和硬膜外血肿的鉴别诊断请参考下表。但是 20% 的急性硬膜外血肿可能伴有硬膜下血肿[2]。两者同时存在的情况请务必牢记。

带教医师：是的，通常硬膜和颅骨内板是固定的（参照课程 4 相关内容），但是颅骨内板骨折后硬膜动脉受到损伤导致的高压的动脉出血会剥离固定的内板和硬膜，形成通常不存在的硬膜外腔，并且出现双凸透镜形的硬膜外血肿。特别是硬膜中动脉在内板内有比较多的分布，所以内板骨折后容易受损，3/4 急性硬膜外血肿都在硬膜中动脉的区域（特别是在骨相对薄的颞叶）发生[2]。另外，由于老年人硬脑膜和内板结合得十分紧密，硬膜外血肿不容易发生（早期通过压力止血）。婴儿由于颅骨柔软所以不容易发生骨折，且其脑膜中动脉因血管较浅而不太可能遭受损伤。综合以上结果，急性硬膜外血肿及重伤一般好发于 20 ～ 30 岁的人。反之，外伤性蛛网膜下腔出血一般都是由蛛网膜下腔内的桥静脉破裂引起，所以好发于婴儿和老人。

住院医师：原来外伤性颅内出血的类别和好发年龄也是有区别的。

带教医师：是的，接下来我们来看一下表 5-1 中的鉴别诊断。确认血肿发生在硬膜下或硬膜外非常重要。对于任何一种血肿，从是否需要紧急治疗的角度出发，进一步随访血肿是否急剧增大或大脑中线是否偏移很重要。另外，硬膜下血肿的患者通常比硬膜外血肿的患者更有可能发生脑实质损害，因此愈后较差。

住院医师：顺便说一句，当试图通过颅脑损伤的 CT 图像观察骨折时，可能很难区分血管沟和骨折。

表 5-1　硬膜外血肿和硬膜下血肿的鉴别诊断重点[1]

硬膜外血肿	硬膜下血肿
冲击伤	冲击伤或对侧冲击伤
范围不超过颅缝（矢状缝除外）	范围超过颅缝
范围超过大脑镰或小脑幕	范围不超过大脑镰或小脑幕
发生在静脉窦外侧	发生在静脉窦内侧
边界清晰（以硬膜为边界）	边界相对模糊
呈双凸透镜形（由颅内压高导致）	呈新月形

带教医师：是的，的确存在鉴别诊断困难的情况，但是也有可以方便鉴别的诀窍[2]。血管沟就是血管通过的沟，因此它和血管一样呈弯曲的蛇形分支状，并向血管末端逐渐变细。此外，由于退行性变化，像椎体血管沟一样，颅内血管沟的边缘会发生硬化。至于血管沟在内板和外板哪一面较多，其实骨折通常会跨越内板和外板。另外，由于外力的施加，骨折一般都是直线状的。所以如果在急性骨折的情况下，颅内血管沟的边缘硬化是看不到的。接下来就让我们来看病例的诊断。

住院医师：左侧颞叶前部出血，并伴有不规则高密度区域（图 5-1 ○）。这个病变发生在皮质，有一部分也涉及白质。

年轻的放射科医师：是的，这就是脑挫伤。

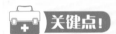 ## 脑挫伤（cerebral contusion）[1,3]

● 概念

首先，挫伤通常指皮肤表面未受到明显的损伤，但内脏等较深的部分却因受到外力的破坏而发生损伤[1-2]。脑挫伤是脑实质表层的损伤，包括大脑皮质（灰质），在片状出血灶周围会出现水肿和坏死。脑挫伤好发于额叶下部和颞叶前部（特征性病变部位）。

● 临床

除了脑干病变或有较大的血肿和严重并发症以外的轻度脑挫伤，可能会留下局部病灶症状，但愈后通常良好。

● 影像所见

脑挫伤的发生范围一般是皮质到白质，CT 显示水肿和坏死等低密度区以及以出血为代表的高密度区的混杂密度。MRI 中的水肿和坏死在 T_2 加权像和 FLAIR 图像中都显示高信号，在 T_1 加权像中显示低信号，但是根据出血的时期、脉冲序列和磁场强度等改变，会呈现不同的信号。如前文所述，由于外力的作用，额叶下部及颞叶前部是脑挫伤的好发部位，CT 中较小的病变由于骨伪影的存在可能会被遗漏，而 MRI 则对小的病变检测有效。FLAIR 冠状位成像和对小血管特别敏感的 T_2^* 加权像（后文有详细介绍）会特别有效果[4]。

住院医师：脑挫伤和颅内血肿不一样吗？

带教医师：脑挫伤是脑实质表层被破坏的病理状态，基本上都会伴一些出血。脑外伤造成的脑挫伤和颅内血肿并不是完全不相同的疾病，以水肿为主的是脑挫伤，以出血为主的是颅内血肿[1]。

年轻的放射科医师：在这个病例中，大家还有什么其他的发现吗？

住院医师：左侧额叶至颞叶的脑沟沿线处有高吸收区域（图5-2 ○），考虑蛛网膜下腔出血。

带教医师：正如你所说。外伤性蛛网膜下腔出血并不是主要问题，因为外伤造成的脑挫伤基本上都有蛛网膜下腔出血，而重要的是在遇到蛛网膜下腔出血的病例时，无论外伤史多么明确，都一定要确认是否有脑动脉瘤破裂。蛛网膜下腔出血首先会导致意识障碍和神经系统症状发生，进而造成患者坠落或发生交通事故。根据怀疑患动脉瘤的可能性，可进一步考虑CT血管造影（CT angiography，CTA）或者MRI血管成像（MR angiography，MRA）之类的详细检查。有一种"头部外伤的病例全部都做CTA是不合适的，但是外伤性蛛网膜下腔出血的病例不做MRA是不合适的"[1]观点，供大家参考。

年轻的放射科医师：本例病例进行CT检查1周后又进行了MRI检查（图5-3，5-4）。在MRI图像中大家有什么发现吗？

住院医师：有，在FLAIR图像中可以看到和CT图像中部位一致的硬膜下血肿（图5-3 ➡）。

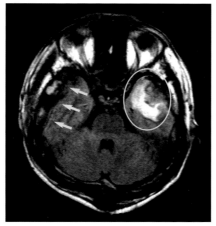

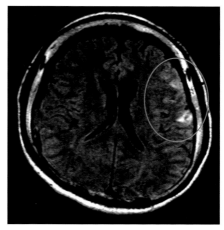

图5-3　FLAIR图像（脑桥层面，送往急诊后1周）

图5-4　FLAIR图像（放射冠层面，送往急诊后1周）

对于脑挫伤（图 5-3 ○）、蛛网膜下腔出血（图 5-4 ○）和反映以上病变（水肿及出血）的信号混杂区域，MRI 比 CT 检测能力更强，那为什么不一开始就做 MRI 检查呢？

带教医师：这是一个尖锐的问题。MRI 的确对微小病变的检测能力更强，但是一般急诊情况下的脑外伤检查全部都优先做 CT。

关键点！ 头部外伤的 MRI 适应证

通常情况下急诊的头部外伤影像学检查以 CT 为首选。出于以下原因，MRI 不作为首选检查。

① 应对紧急情况时，CT 检查更便捷，检查时间更短。

② MRI 检查由于有禁忌证以及需要确认的事件（如外伤是否导致重要脏器被金属片插入，以及有无心脏起搏器植入史等），紧急情况下操作起来比较困难。另外，一般急诊患者可能身上连接着很多急救设备和生命维持设备，所以不方便进行 MRI 检查。

③ MRI 检查也有不容易发现的病变（如头部外伤骨折），此时 CT 检查更具有优势。除此以外，对于体内有金属异物和颅内积气等情况，CT 检查更有效。

④ CT 和 MRI 在检出需要紧急手术的血肿方面没有区别。只有通过 MRI 才能发现的小出血灶通常不是重要的临床问题。

⑤ 在进行头部 CT 检查的同时还可以进行胸腹部的检查，特别是交通事故或者坠落事故造成外伤的时候，以便确定治疗方案并判断预后。在进行 MRI 检查时，还需要根据检查部位的不同而进行线圈的更换，所以在全身检查时需要花费大量的时间，因此在情况紧急时并不推荐 MRI 检查。

住院医师：原来如此。急诊情况下 CT 检查是第一选择。

年轻的放射科医师：但是，也有绝对需要 MRI 检查的情况。

住院医师：哪种情况？

年轻的放射科医师：CT 上提示有比较轻的病变，但是患者意识状态水平十分差，MRI 检查可能会给出一个很好的提示。也就是说，MRI 在诊断弥漫性轴索损伤（diffuse axonal injury，DAI）的时候十分有效。下面让我们来看下一个病例。

病例 2　20 岁女性，骑摩托车时与客车相撞，被送往急诊。

血压 90/60 mmHg，心率 84 次 / 分，SpO$_2$ 100%（室内空气），意识状态水平Ⅲ - 200/JCS，6（E1V2M3）/GCS，为诊断颅内病变行 CT 检查。

带教医师：有什么发现吗？

住院医师：可以确认左侧有皮下血肿（图 5-5 ➡），该部位下的深层组织可能受损。未见明显的颅内出血，但是在 CT 可见范围内，在胼胝体至左脑室处可观察到不规则的高吸收区域，考虑出血（图 5-5 ◯）。

年轻的放射科医师：如你所说，有胼胝体出血性变化。患者在 CT 检查后的第 2 天进行了 MRI 检查（图 5-6），大家有什么发现吗？

住院医师：和 CT 检查出的病变部位一致，在 FLAIR 图像中可见以胼胝体出血性变化为主的高信号区域（图 5-6 ◯）。除此以外，右侧壳核（图 5-7 ◯）和左半卵圆中心（图 5-8 ◯）也有微小出血灶的高低混杂信号。

年轻的放射科医师：如你所说，这就是弥漫性轴索损伤比较经典的影像。

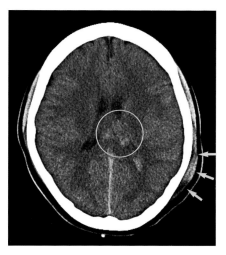

图 5-5　头部 CT（放射冠层面）

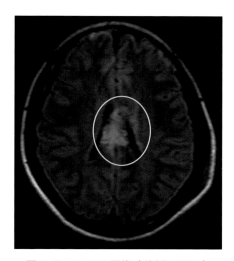

图 5-6　FLAIR 图像（放射冠层面）

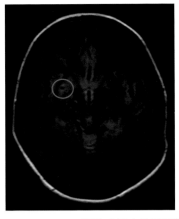

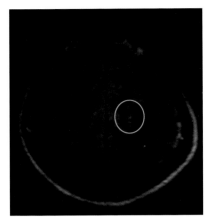

图 5-7　FLAIR 图像（基底节层面）　　　　图 5-8　FLAIR 图像（半卵圆中心层面）

 关键点！ ## 弥漫性轴索损伤（DAI）[4]

- 当 CT 检查未发现任何问题，但患者意识障碍十分严重时，应该高度怀疑 DAI。外伤使颅脑在冠状面产生旋转加速度（或减速度），脑组织内部易发生剪应变（shearing strain），导致白质损伤，DAI 一般不和骨折一起发生。

- 白质神经轴索损伤基本是由剪应变导致的，其中，30%～50% 伴有血管损伤及微小出血灶（出血性 DAI）[1-2]。在没有出血的情况下（非出血性 DAI），通过 CT 诊断十分困难。

- DAI 的好发部位为大脑半球的灰质和白质交界处（特别是矢状窦区）、胼胝体（特别是胼胝体压部）和脑干上部（中脑及脑桥上方）的背侧，其次是基底节及其周围区域。

- 不仅在 CT 中无法观察 DAI 病灶，在 T_1 加权像和 T_2 加权像中通常也很难发现 DAI 病灶。本例的诊断是通过 FLAIR 图像、DWI 和 T_2* 加权像得出的[5]。

住院医师：T_2* 加权像？这个词语不常见。

带教医师：是的，T_2* 加权像是一种反映磁化率敏感的扫描方式，对出血性 DAI 导致的微小出血（出血灶内含有超磁性体——铁血黄素）的检出特别有效。T_2* 加权像中见到的结节状低信号可以持续数年。最近 T_2* 加权像的进化版——更敏锐的磁敏感加权成像（susceptibility weighted imaging，SWI）出现了[6]。另外弥散加权像中细胞性水肿呈高信号，这对于急性期 DAI 诊断也是有用的。因此，头部外伤患者进行 MRI 检查时请要求一起进行弥散加权像和 T_2* 加权像检查。

住院医师：弥散加权像对于头部急诊的适用范围，不只是急性期脑梗死的诊断，还有头部外伤。

带教医师：头部外伤的影像学检查首选 CT，但是如果 CT 结果无法解释患者在受伤后有强烈的持续性意识障碍的时候，则需要进行弥散加权像扫描。反之，如果患者受伤后意识状态十分清晰，但之后发生意识障碍，可考虑 DAI 以外的原因[1]。另外脑挫伤及外伤性颅内血肿会有合并 DAI 的情况[3]，这时诊断会更加困难，因此 DAI 被称为是头部外伤的陷阱。

年轻的放射科医师：说起头部外伤的陷阱，慢性硬脑膜下血肿也是。

带教医师：没错。受伤后立刻进行的 CT 或 MRI 检查未提示异常，但数周（甚至数月）后出现硬脑膜下血肿的情况也是有的[1]，从风险管理的角度来讲，十分有必要根据情况向患者解释各种可能性。

住院医师：看似简单的头部外伤，其实有很复杂的含义。我们作为主诊医师，必须考虑到各种可能性，并及时安排患者进行合适的检查。

参考文献

[1]　「脳脊髄の MRI 第 2 版」（細谷貴亮 他 編），pp.279-298, メディカル・サイエンス・インターナショナル , 2009.

[2]　「これだけおさえれば大丈夫（ 1 ）頭部画像診断の勘ドコロ」（高橋雅士 監修，前田正幸 編），pp.210-221, メジカルビュー社 , 2006.

[3]　Provenzale, J. : CT and MRI imaging of acute cranial trauma. Emerg Radiol, 14 : 1-12, 2007.

[4]　「カンファレンス形式頭部画像診断演習」（土屋一洋 編著），pp.224-243, 秀潤社 , 2006.

[5]　Pamela, W., et al. : Diffusion-weighted MR imaging in closed head injury : High correlation with initial Glasgow Coma Scale score and score on modified Rankin scale at discharge. Radiology, 233 : 58-66, 2004.

[6]　Tong, K. A., et al. : Hemorrhagic shearing lesions in children and adolescents with posttraumatic diffuse axonal injury : Improved detection and initial results. Radiology, 227 : 332-339, 2004.

延伸阅读

[1]　Parizel, P. M., et al. : New developments in the neuroradiological diagnosis of craniocerebral trauma. Eur Radiol, 15 : 569-581, 2005.

　　↑　其中有关于头部外伤的 CT 和 MRI 的适应证及影像所见更详细的内容。

课程 6　通过 MRA 发现脑动脉瘤

不要忽略隐藏的脑动脉瘤

■ **讨论**

带教医师：这节课让我们来学习一下用来评价颈部动脉的 MRA（magnetic resonance angiography）。

住院医师：MRA 吗？其实我不太擅长这个，它的图像和血管造影比起来没有那么清晰。

年轻的放射科医师：颈部 MRA 检查没有放射线，也不需要对比剂，因此属于无创伤的检查，被广泛用于脑动脉瘤的筛查。另一方面，其空间分辨率和血管造影比起来处于劣势，而且和时间分辨率较高的血管造影比起来，其缺点是即使使用对比剂也难以掌握其血流动力学变化。

带教医师：实际上 MRA 有不同的类别，例如检查头部动脉时可以不使用对比剂，通过时间飞跃（time of flight，TOF）法让层面外流入的血呈高信号，其中 3D TOF 方法具有较高的空间分辨率，因适用于扫描快速的血液流动而被广泛使用。通常原始图像为横断面扫描，将流入像素的最大强度值编码并进行最大密度投影（maximum intensity projection，MIP）处理后，获得在任何角度都可以观察的血管图像。现在，3T MRI 设备可以显著提高 MRA 的空间分辨率。首先，让我们看一下 3T MRI 设备扫描的正常 MRA 图像。

参考病例 A　36 岁女性的正常 MRA（3D TOF 法，3T MRI 扫描）图像。

住院医师：图 6-1 是 MRA 的原始图像吗？说到 MRA，我并没有意识，因为我平时看到的都是处理后的图像。

　　年轻的放射科医师：其实原始图像十分的重要，当通过处理后的图像（即 MIP 图像）无法诊断病变时则需要参考原始图像进行诊断。

　　带教医师：那就让我们来看一下由 100 张原始图像重建形成的 MIP 图像中的正常解剖结构（图 6-2 ～ 6-4）吧。

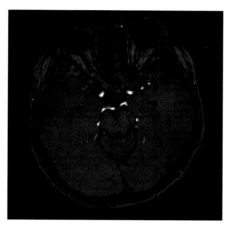

图 6-1　MRA 原始图像

主要动脉的名称及缩写

AICA	anterior inferior cerebellar artery	小脑下前动脉
ACA	anterior cerebral artery	大脑前动脉
Acom	anterior communicating artery	前交通动脉
BA	basilar artery	基底动脉
ICA	internal carotid artery	颈内动脉
MCA	middle cerebral artery	大脑中动脉
PCA	posterior cerebral artery	大脑后动脉
Pcom	posterior communicating artery	后交通动脉
PICA	posterior inferior cerebellar artery	小脑下后动脉
SCA	superior cerebellar artery	小脑上动脉
VA	vertebral artery	椎动脉

此处 ICA 的定义与中国不同

年轻的放射科医师：下面我对颈内动脉（ICA）的解剖结构进行一下详细的介绍。在颈动脉管颅外口之前沿着颈部向上的部分称为颈段（cervical portion）。连接颈段的末梢并沿着颞骨岩部在颈动脉管骨膜内行走的部分称为岩部（petrous portion）。向上走行的部位称为破裂孔段（lacerum segment），也就是 C3。在头侧，走行于海绵窦内的部位称为海绵窦段，也就是 C4（cavernous portion），然后弯曲向后上方的是 C5。然后前床突外的 ICA 通过硬膜，在蛛网膜下腔内走行的部分称为床段（supraclinoid portion），它由眼动脉分支的后交通动脉（C6）及其远端的部分（C7）组成（图 6-4）。C4 的头侧整体上呈 S 形，又被称为虹吸部。在蛛网膜下腔中走行的 C6 末梢中的脑动脉瘤，会引起蛛网膜下腔出血，所以在临床上很重要。

带教医师：顺便说一句，我知道囊状动脉瘤经常好发在分叉处，且有以下 3 个好发部位——前交通动脉（Acom）分叉处、IC-PC 分叉处和大脑中动脉（MCA）第一分叉处。另外，基底动脉前端、基底动脉 – 小脑上动脉分支、椎动脉 – 小脑下后动脉分支和颈内动脉 – 眼动脉分支也会发生这种肿瘤。

住院医师：带着重点观察这些分叉部的意识去读片是十分重要的。

带教医师：是的，由于脑动脉瘤也可能发生在除好发部位以外的区域，因此尽可能地去观察颈内动脉近端、大脑前动脉、大脑中动脉和大脑后动脉的远端等部位。也有数据表明多发脑动脉瘤占脑动脉瘤的 24.5%[1]，因此发现一个后，也需要仔细地去寻找其他的病灶。我们首先来分析一下病例 1，患者的诊断是什么？

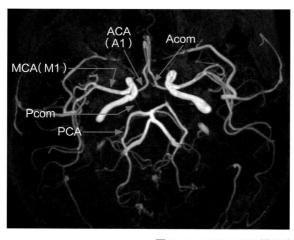
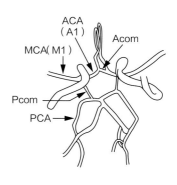

图 6-2　MRA MIP 横断位图像

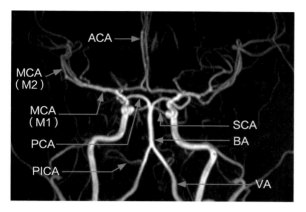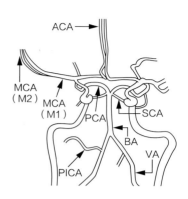

图 6-3 MRA MIP 冠状位图像

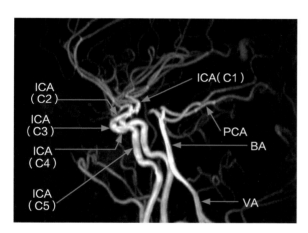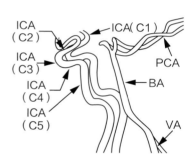

图 6-4 MRA MIP 矢状位图像

病例 1　46 岁女性，脑常规体检（图 6-5 ~ 6-7）。

住院医师：图像中好像没有有关动脉瘤的提示，看上去像正常的 **MRA** 图像。

带教医师：是的，那么让我们来追加几张图像。

住院医师：啊！发现右侧 ICA 的 C6 段附近后方尾侧有突出的形态（图 6-8 ➡），提示囊状动脉瘤，直径 5 mm 左右。

年轻的放射科医师：回看 3 个方向的影像，从矢状位图像中可勉强怀疑有动脉瘤，所以在这种情况下，仅在横断位、冠状位和矢状位三个方向上很难找到脑动脉瘤。

带教医师：的确，关于病例 1，我想提示大家的是，不要仅从 3 个方向上观察，而要从多个方向进行观察。图 6-9 是这个病例的原始影像。

住院医师：仅从图 6-5 ~ 6-7 的三个方向上很难看到动脉瘤，而在原始影像中可以明显地看到动脉瘤（图 6-9 ➡）。

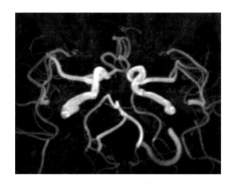
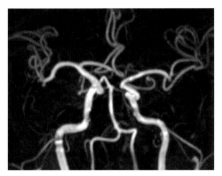

图 6-5　MRA MIP 横断位图像　　　　　　图 6-6　MRA MIP 冠状位图像

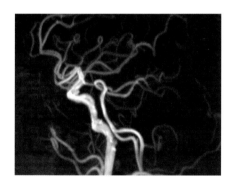

图 6-7　MRA MIP 矢状位图像

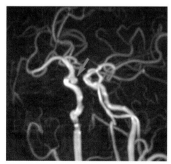
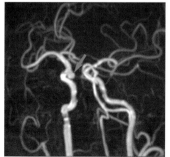
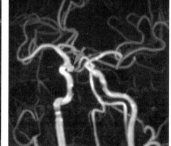

图 6-8　MRA MIP 冠状位旋转像

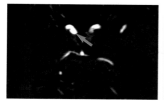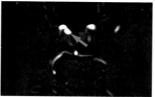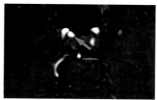

图 6-9　MRA 的原始影像

以 0.65 mm 的间隔，由头侧向尾侧扫描

带教医师：当仅在三个方向上观察时，会出现这种"隐藏"的脑动脉瘤。因此，请务必在显视器上移动影像，从多个方向进行观察。另外，如果有原始影像，将其作为参考非常重要，与原始影像进行比较，可以避免许多遗漏和误诊。

住院医师：我明白了，今后一定参考原始影像。

带教医师：解读其他 MRA 图像时的陷阱有由延迟的血流和涡流引起的信号衰减。在 MRA 图像中，在血流缓慢或湍急的区域，血管的可视性较差，这可能导致病变过多地被估计为狭窄，以及弯曲的血管被误认为是狭窄。在评估脑动脉瘤时，由于主动脉瘤中的湍流和血流淤滞，动脉瘤中的信号降低，动脉瘤的大小被错误地识别或动脉瘤内被错误地判断为具有血栓（见参考病例 B）[2]。MRA 显示的并不是血管，而是血管内的血流情况，这一点请务必牢记。

参考病例 B　前交通动脉瘤。

大脑前动脉左侧分支处有前交通动脉瘤，直径约 11 mm，形态为囊性动脉瘤（图 6-10，6-11 →）。动脉瘤内信号降低。

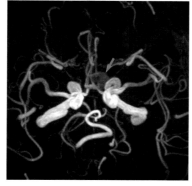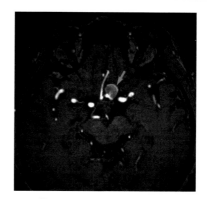

图 6-10　MRA MIP 横断位图像　　　　图 6-11　MRA 原始图像

带教医师：另外，此处有一个需要留意的陷阱是，血肿及垂体后叶等处的 T_1 加权像中呈高信号的结构在 MRA 图像中也呈高信号。因此在 T_1 加权像中，动脉瘤内的高信号血栓可能导致动脉瘤中的血流量被高估[2]。为避免此类错误，将其与原始图像和其他 MRI 图像进行比较就变得非常重要了。

 关键点！ ## MRA 解读心得

- 旋转图像，从各种角度来评估。
- 一定要将原始图像作为参照。
- 可以参考 T_1 加权像、T_2 加权像或 FLAIR 图像等。

年轻的放射科医师：接下来的病例 2 中也有一个陷阱，大家有什么发现吗？

病例 2 73 岁男性，自觉有虚脱感，所以进行了头部 MRI 检查。

住院医师：我怀疑左侧 IC-PC 分支处有直径为 2.2 mm 的囊状动脉瘤（图 6-12 ～ 6-14 ➡️ ）。但是仔细观察原始图像后发现向前又能看见 Pcom（图 6-12 ～ 6-14 ➡️ ），这个真的是动脉瘤吗？

带教医师：你能够注意到这点非常不错。这不是动脉瘤而是漏斗状血管扩张（infundibular dilatation）。特别是在 IC-PC（颈内动脉 – 后交通动脉）的部位，动脉瘤和 Pcom 漏斗状血管扩张的鉴别十分重要。

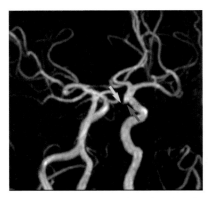

图 6-12　MRA MIP 角度旋转后的图像 1

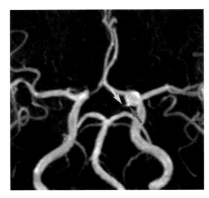

图 6-13　MRA MIP 角度旋转后的图像 2

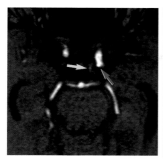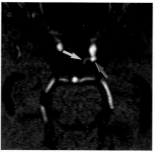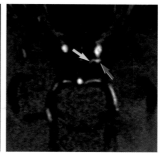

图 6-14　MRA 原始图像

0.65 mm 间隔，由头侧往尾侧扫描

住院医师：漏斗状血管扩张？

年轻的放射科医师：漏斗状血管扩张是血管的漏斗状扩张，与动脉瘤的区别点有以下几点。

①漏斗状血管扩张的膨胀处前方有血管（图 6-15 ➡）。②漏斗状血管扩张的血管直径不超过 3 mm，在 IC-PC 分支部尤其常见。尽管也有报道称需要对年轻患者进行随访[3]，但由于漏斗状血管扩张很少引起动脉瘤，所以它基本上没有病理意义。

带教医师：漏斗状血管扩张和动脉瘤之间最重要的区别是动脉是否从扩张前端突出。有时很难通过 MRA 进行区分，但许多情况下可以通过仔细分析原始图像来进行区分。另外，漏斗状血管扩张最常发生于 IC-PC 分支处，从颈内动脉的 C3-C4 向内分支的脑膜垂体干（meningohypophyseal trunk，MHT）和从 C4 向外分支的海绵窦下动脉等也可能发生漏斗状血管扩张，但由于病变体积小，排除动脉瘤是个难题，所以此时应该查看原始图像而不是 MIP 图像。特别需要注意的是颈内动脉虹吸部的漏斗状血管扩张。

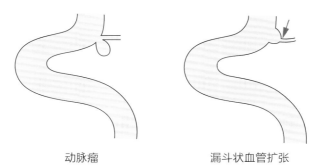

动脉瘤　　　　　　　　　漏斗状血管扩张

图 6-15　动脉瘤和漏斗状血管扩张[4]

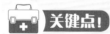 **关键点！** 诊断漏斗状血管扩张的注意事项

注意 IC-PC 分支处的假阳性漏斗状血管扩张。
- 通过仔细解读原始图像来判断扩张部和 Pcom 的关系。
- 除此之外，还需要注意颈内动脉虹吸部的漏斗状血管扩张。
- 在原始图像中怀疑有动脉瘤的时候，需要仔细确认其前端是否有动脉突出。

住院医师：对了，除了通过 MRA 和血管造影以外，有没有在 CT 中看到脑血管的方法？若有，应该如何使用呢？

年轻的放射科医师：CTA（CT angiography）是通过静脉团注对比剂，在对比剂到达头部的时候进行的 3D CT 检查。它和 MRA 不同的地方就是它必须要经过 X 线的曝光，这也是它的缺点。但是由于可以看到对比剂的分布，因此可以获得高分辨率的血管图像，但与血液的湍流和淤滞无关。

虽然和血管造影相比，CTA 在空间分辨率和时间分辨率方面有劣势，但 CTA 的创伤性较小，它不需要通过动脉穿刺插入导管将对比剂注入脑血管中，并且需要的检查时间更短。

带教医师：脑动脉瘤的筛查用的是 MRA，如果需要进一步检查，可做 CTA。通常只有在需要更细致的检查或者之后需要进行血管内治疗的情况下才进行血管造影。

关键点！ 正确使用 MRA 和 CTA 诊断脑动脉瘤

筛查使用 MRA，进一步检查使用 CTA。
- 在 MRA 中怀疑有脑动脉瘤但是想确诊时，请使用 CTA。
- 在 MRA 中确诊脑动脉瘤但是想知道更详细的情况时，请使用 CTA。

住院医师：原来如此。

带教医师：最后就是关于治疗的部分了。如果发现了无症状的未破裂动脉瘤应该怎么做呢？一般而言，脑动脉瘤的直径通常为 5～7 mm，有时可能更长，患者预期生存 5～10 年。即使直径小于 5 mm，也应根据有无症状、病变部位和肿瘤形

态等进行综合评估，实施线圈栓塞或动脉瘤夹闭术。具体内容请参照参考文献 [5]。在学会的网站（http://www.jsts.gr.jp/）上也可以浏览，请参考。

参考文献

[1]　Nemoto, M., et al.: Problems of surgical treatment for multiple intracranial aneurysms. Neurol Med Chir, 31: 892-898, 1991.

[2]　國島加奈子 他：頭部 3T MRI における MRA. 画像診断 , 28: 1033-1044, 2008.

[3]　高橋千晶 他：対側の内頸動脈後交通動脈分岐部動脈瘤破裂 10 年後に動脈瘤化，出血した infundibular dilatation の 1 例.　No Shinkei Geka, 34: 613-617, 2006.

[4]　「脳・脊髄血管造影マニュアル」（宮坂和男 編著），南江堂 , p.225, 1997.

[5]　「脳卒中治療ガイドライン 2009」（篠原幸人 他 編），日本脳卒中学会ホームページ：http://www.jsts.gr.jp/jss08.html.

第二部分

胸部
影像诊断课程

课程 7　掌握正常的肺部解剖知识

通过左右对应和"肺段体操"来记忆局部解剖结构

　　带教医师：胸部 CT 影像解读中最基本的是掌握肺的区域解剖结构。你们是否还能准确地记得肺亚段（S1a、S2b 等）的分区？

　　住院医师：肺段（S1、S2 等）大约还记得，亚段就不太记得了。

　　年轻的放射科医师：这是医学生阶段就应掌握的知识。那么让我们先回顾一下肺部的区域（图 7-1）。右肺分为上、中、下三个肺叶，右肺上叶（right upper lobe，RUL）分为 S1、S2 和 S3 三段，右肺中叶（right middle lobe，RML）分为 S4 和 S5 两段，右肺下叶（right lower lobe，RLL）分为 S6、S7、S8、S9 和 S10 五段。左肺分为上、下两个肺叶，左肺上叶（left upper lobe，LUL）分为 S1+2、S3、S4 和 S5 四个肺段，左肺下叶（left lower lobe，LLL）分为 S6、S8、S9 和 S10 四段。另外，左肺上叶的 S1+2 和 S3 统称为上段（upper division），S4 和 S5 统称为舌段，两者之间没有像右肺那样的肺裂。

　　带教医师：右肺由 3 个肺叶和 10 个肺段组成。左肺虽然只有 2 个肺叶，但是左肺上叶的上段和舌段分别相当于右肺上叶和右肺中叶。左肺只有 8 个肺段，右肺上叶相当于左肺的 S1+2 和 S3 两段，且左肺没有 S7 段。通过将左、右两侧的肺对应起来就容易理解，这种"对应"的思想不仅对于记忆肺叶和肺段非常有用，而且对于记忆肺亚段也非常有用。

　　年轻的放射科医师：可以将正常的肺部 CT 图像（图 7-2）作为参考。

　　带教医师：此外，图 7-3 显示了基于支气管分段的参考图。观察这些 CT 图像的第一个重点是掌握课程 8 中所表述的"肺的中心区域有支气管和肺动脉，肺静脉则走行于肺段与肺段之间的边界处，犹如稻田里的小路"。换言之，斜向走行的支气管在横断面图像中呈对角线延伸或变细，所以在 CT 图像中很难对其进行追踪观察，所以通过观察肺动脉的走行相对比较容易判断。另外，在 CT 图像中有可能会

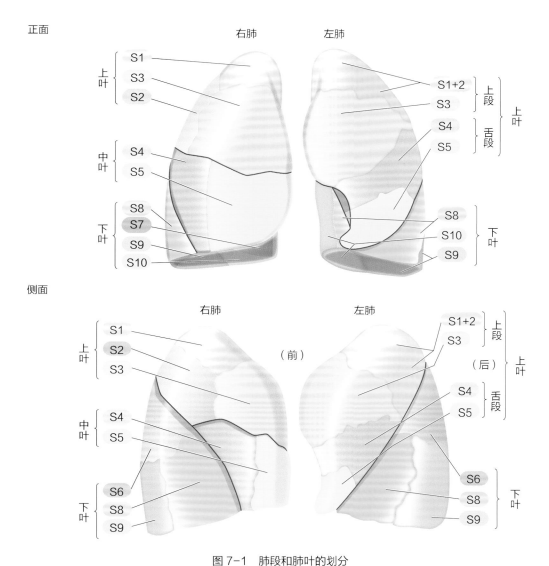

图 7-1　肺段和肺叶的划分

混淆肺动脉和肺静脉，二者的鉴别除了肺动脉伴随支气管在肺部中心走行，而肺静脉在段与段之间的边界处走行之外，肺动脉和肺静脉在肺门起始区域的走行也是完全不同的。图 7-4 是肺动脉的示意图，图 7-5 是肺静脉的示意图。顺便说一下，图 7-4 中的○相当于 X 线片中的肺门部位（图 7-6○）。

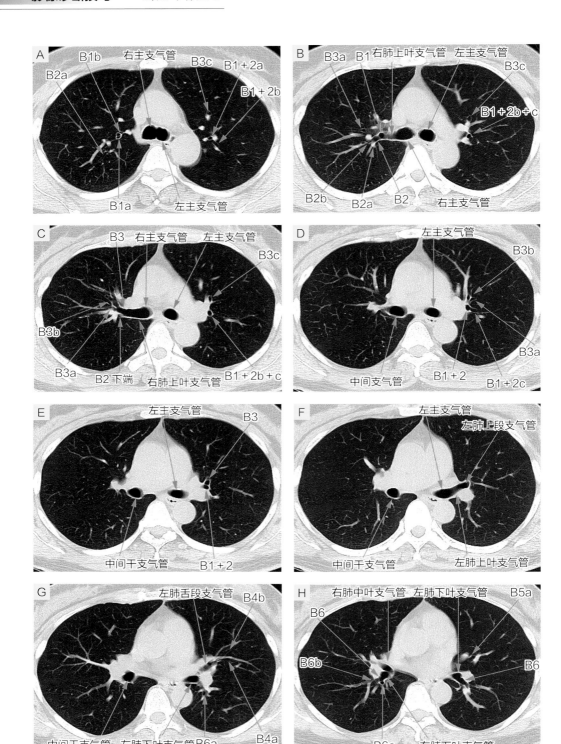

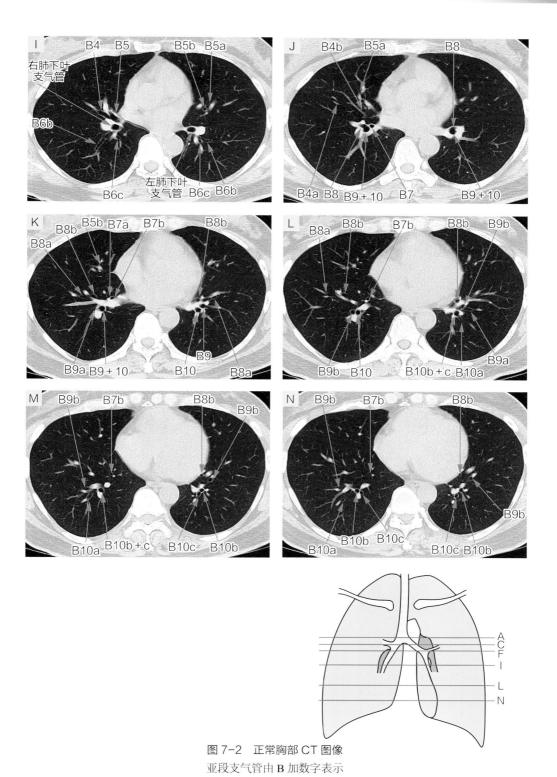

图 7-2　正常胸部 CT 图像

亚段支气管由 **B** 加数字表示

正面

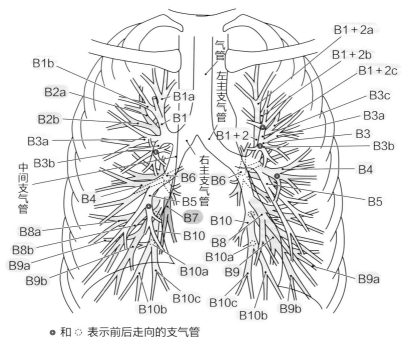

◎ 和 ⊙ 表示前后走向的支气管

侧面

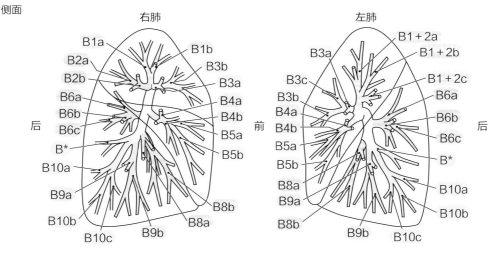

图 7-3 支气管及其亚段的示意图 [2]

双肺下叶及 B6 之间有支气管分支变异，用 B* 表示

正面

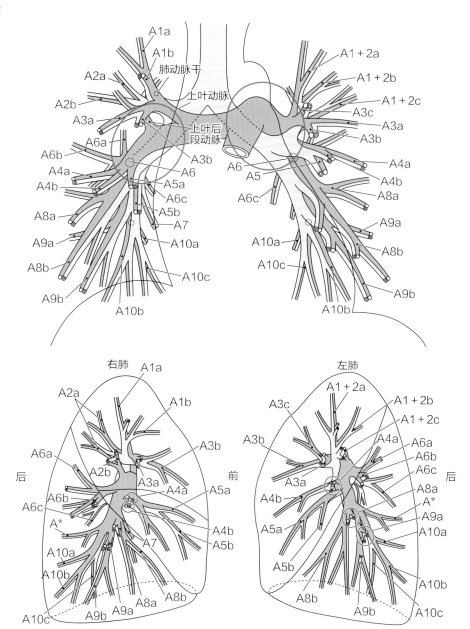

侧面

图 7-4　肺动脉的示意图 [2]

〇：肺门

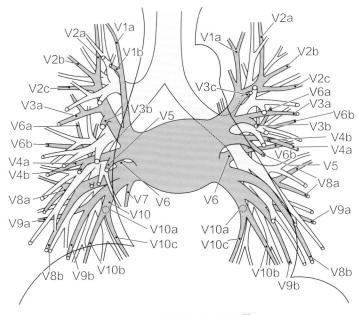

图 7-5　肺静脉的示意图 [2]

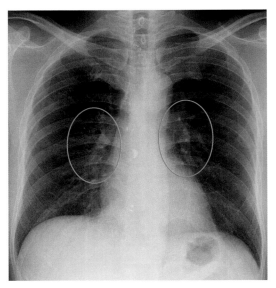

图 7-6　胸部 X 线片（正位像）

○：肺门

年轻的放射科医师：接下来让我们先看一下右肺上叶和左肺上段。首先我们需要确认的是，从右主支气管向外的分支是右肺上叶支气管（图7-2C），从左主支气管向前外方向的分支是左肺上叶支气管（图7-2F），左肺上叶支气管向上的分支是左肺上段支气管（图7-2F）。你还记得每个肺段的分布吗？

住院医师：嗯。右肺的S1向肺尖分布，S2位于背侧上方，S3向腹部延伸。左肺的S1+2从肺尖向背侧延伸，S3从肺尖向腹侧延伸。

年轻的放射科医师：的确如此。右肺的S1、S2和S3又各分为2个亚段，左肺的S1+2和S3各有3个亚段。

住院医师：那么右肺上叶分为S1a、S1b、S2a、S2b、S3a和S3b，左肺上段则分为S1+2a、S1+2b、S1+2c、S3a、S3b和S3c，它们各有6个亚段。

带教医师：是的。接下来是这些亚段的排列。起始处为右肺的S1a，在左肺则为S1+2a，总的原则是从肺尖开始，从上往下的同时，遵循背侧、外侧、腹侧的顺序。对于那些打网球的人来说，通过正手运动很容易解释这6个亚段的排列位置。

住院医师：啊，原来如此。

年轻的放射科医师：但是，两侧各有一个不规则的部分，这个不规则的部分就是右肺的S1b和左肺的S3c。右肺的S1b在右肺的S1a前面（图7-7），而左肺的S3c在左肺S3b的上面（图7-8）。除此以外的部分都遵循刚刚上面提到的排列原则。

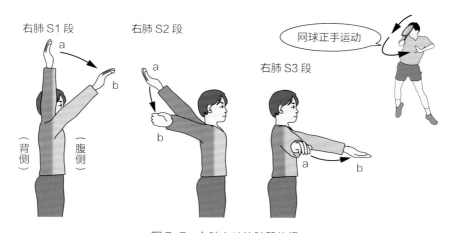

图7-7　右肺上叶的肺段体操

住院医师：根据打网球的动作，右手持拍时，想全力击球便把球拍向后全力举高，击球时总有不自觉往前挥的动作（右肺 S1b，图 7-7）。左边也一样，全力挥拍时会有向上的动作（左肺 S3c，图 7-8）

带教医师：看来你经常打网球呀。一个便于记忆肺亚段的方法是实际移动身体并让身体记住它，所以可以叫它"肺段体操"。

带教医师：将右肺上叶和左肺上段通过左右对应（表 7-1）来记忆，这个方法尤其重要。重点是将右肺 S1b 和左肺 S3c 当作特例。

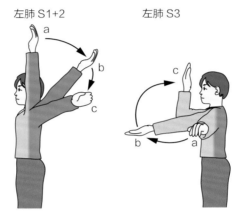

图 7-8　左肺上段的肺段体操

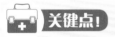 **关键点！** ## 右肺上叶和左肺上段的对应关系（右肺 S1b 对应左肺 S3c）

表 7-1　右肺上叶和左肺上段相对应的亚段

右肺上叶	左肺上段
S1a	S1+2a
S1b	S3c
S2a	S1+2b
S2b	S1+2c
S3a	S3a
S3b	S3b

年轻的放射科医师：右肺 S1b 对应左肺 S3c。起始部位是肺尖，右肺 S1a 对应左肺 S1+2a。S3a 和 S3b 是左、右肺叶共有的，即右肺 S3a 对应左肺 S3a，右肺 S3b 对应左肺 S3b。如果记住了这 3 个重点，就可以很自然地理解另外 2 个亚段（右肺 S2a、S2b 以及左肺 S1+2b、S1+2c），所以我认为记住对应关系还是比较容易的。

带教医师：是的。严格来说，右 S1b 和左 S3c 在左右位置上并不完全对称，但是了解左右的对应区域将更容易理解。接下来让我们来看右肺中叶和左肺舌段。

年轻的放射科医师：由于肺段基本上是依据支气管的分支来确定的，因此在右肺中叶和左肺舌段中，第一步是确定右肺中叶的分支和左肺舌段的分支。首先确定从右肺中间干支气管末端向前外侧的分支是右肺中叶支气管（图 7-2H），左肺上叶支气管远端向尾侧的分支是左肺舌段支气管（图 7-2G）。左、右肺叶共有的 4 个亚段为 S4a、S4b、S5a 和 S5b。

住院医师：这 4 个亚段在两肺的位置是对称的吗？

带教医师：不是的，实际上，右肺中叶和左肺舌段左、右两侧的亚段区域是不对称的。首先请记住，右肺的 S4 和 S5 呈外侧和内侧的对应关系，左肺 S4 和 S5 呈上下对应关系。亚段水平的右肺 S4a 和 S4b、S5a 和 S5b，以及左肺的 S5a 和 S5b 都呈上下对应关系，只有左肺 S4a 和 S4b 呈外侧和内侧的对应关系。有些方面很难单用语言来描述，因此我们可以参考图 7-9。关键是要知道右肺中叶有 2 层，左肺舌段有 3 层。也就是说，右肺中叶的 S4 和 S5 是左右并列的"2 栋 2 层独立住宅"，并且都是"2 层住着 a，1 层住着 b"。左肺舌段是"一栋 3 层的独立住宅"，但是"有 2 户人家住，3 层的外侧住的是 4a、内侧住的是 4b，2 层住的是 5a，1 层住的是 5b"。

🧰➕ 关键点！ 右肺中叶的 "2 层建筑" 和左肺舌段的 "3 层建筑"

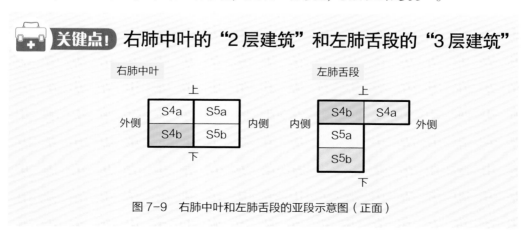

图 7-9　右肺中叶和左肺舌段的亚段示意图（正面）

住院医师：原来如此，我明白了。右肺中叶和左肺舌段也可以通过手臂的移动来记忆。

带教医师：是的，可以通过做"肺段体操"（图 7-10，7-11）来记忆。根据"通过左右对应来掌握肺段"这个观点，图 7-12 显示了左肺上叶（上段及舌段）的亚段区域，该区域内有独特的解剖结构，所以让我们一起来看一下。同时，图 7-12 也显示了肺段之间边界处的肺静脉，但可以看出有些肺静脉（如 V2c）与其相邻的亚段及肺动脉和支气管的名称不同。顺便说一下，除了 V2c，右肺上叶还有其他肺静脉，分别称为 V11 和 V2t。

右肺 S4　　　　　　　　右肺 S5

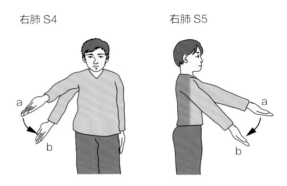

图 7-10　右肺中叶的肺段体操

左肺 S4　　　　　　　　左肺 S5

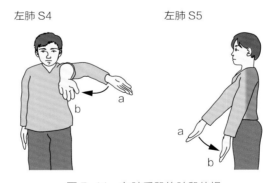

图 7-11　左肺舌段的肺段体操

年轻的放射科医师：接下来是下叶，除了左肺 S7 以外的亚段在水平方向上都是左右对称的。首先，让我们来看 S6。右肺中叶支气管的背侧分支为 B6，左肺舌段支气管的背侧分支也为 B6（图 7-2H）。两肺的 S6 段都有 3 个亚段，即 S6a、S6b 和 S6c。位于头侧的是 S6a，位于外侧是 S6b，位于尾侧是 S6c（图 7-13）。

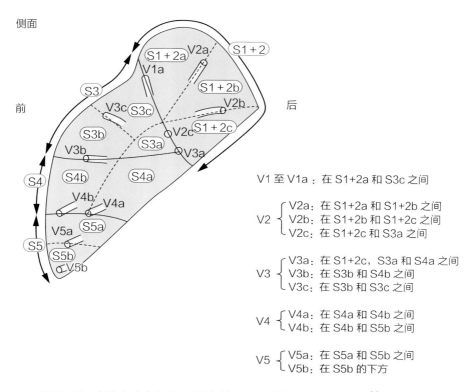

V1 至 V1a：在 S1+2a 和 S3c 之间

V2 { V2a：在 S1+2a 和 S1+2b 之间
V2b：在 S1+2b 和 S1+2c 之间
V2c：在 S1+2c 和 S3a 之间 }

V3 { V3a：在 S1+2c，S3a 和 S4a 之间
V3b：在 S3b 和 S4b 之间
V3c：在 S3b 和 S3c 之间 }

V4 { V4a：在 S4a 和 S4b 之间
V4b：在 S4b 和 S5b 之间 }

V5 { V5a：在 S5a 和 S5b 之间
V5b：在 S5b 的下方 }

图 7-12 左肺上叶（上段和舌段）的亚段和肺静脉的分布示意图[2]

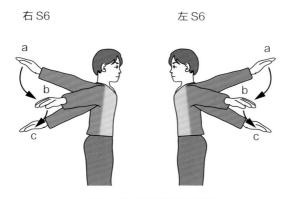

图 7-13 S6 的肺段体操

带教医师：接下来是 B6 分支所在的下叶。你们对下叶的各个分段是否都清楚呢？

住院医师：右肺纵隔侧是 S7。两肺的 S8 都在腹外侧，S9 在背外侧，S10 在背内侧。

带教医师：是的。S7、S8 和 S9 各有 2 个亚段（分别是 S7a、S7b、S8a、S8b、S9a 和 S9b），S10 的亚段有 3 个（分别是 S10a、S10b 和 S10c）。其中每组的 a 和 b 都是上和下的位置关系，S10c 在 S10b 的内侧。对应的肺段体操是最后朝向臀部摆动的那个动作。

住院医师：左右对称的话理解起来就十分容易了。在右边，向上、向下，向上、向下，向上、向下，向上、向下后最终朝向臀部（图 7-14）；在左边，向上、向下，向上、向下，向上、向下后最终朝向臀部（图 7-15）。

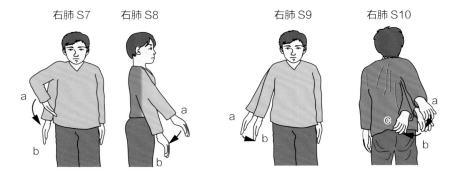

图 7-14　右肺下叶的肺段体操

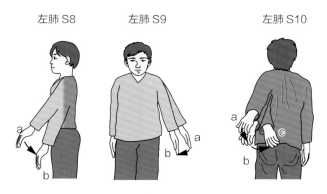

图 7-15　左肺下叶的肺段体操

年轻的放射科医师：双肺下叶及 B6 之间有支气管分支变异，用 B* 表示。对应的肺段称为亚段，用 S* 表示。一般将两者一起记忆。

住院医师：记住亚段后，是否可以从"该肺段可能存在于附近"的角度来识别肺段和亚段，而不必费心去看支气管？

年轻的放射科医师：通过查看每个层面中的支气管形态（即支气管的分支），同时参考本节课中有关亚段分布的知识，由此来预测肺段并不是不可能的。但是，特别是在有病变的情况下，肺部的形状可能会改变，并且该部位的位置可能会发生变化，因此从根本上来说，有必要从肺门中央开始沿支气管的分支来判断位置。

带教医师：但是，有时 CT 图像的层厚较厚，并且支气管分叉处有许多正常变异，因此仅从肺门中央开始追踪的话可能很难判断。所以建议主要沿支气管的分支来判断，并结合其他各种方法。

住院医师：其他方法有哪些？

年轻的放射科医师：正如之前所说，在支气管走行不明的部位，可以通过观察肺动脉的走行来判断亚段区域。另外，叶间裂也是辨别区段的重要方法，叶间裂分隔的肺叶是判断区段的关键。参考高分辨率 CT（high resolution CT，HRCT）图像也可以帮助识别支气管和叶间裂。

带教医师：另外，如冠状位和矢状位的多平面重建（multiplanar reconstruction，MPR）（图 7-16）也很有用，请积极地使用。MPR 不仅可用于区段的判断，还可以用于了解病变的性质及其与周围结构的关系，不仅可以查看冠状位和矢状位的图

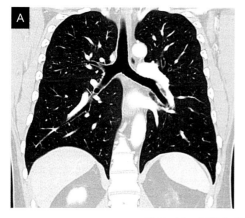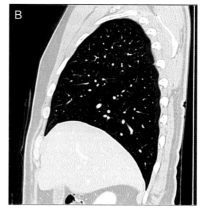

图 7-16　正常胸部 CT 的 MPR
A：冠状位图像；B：矢状位图像

像，还可以查看任意层面的图像。还可以用 5 ~ 10 层的 1 mm 薄层 CT 图像进行最小密度投影（minimum intensity projection），可以看到病变的小叶中心结构和小叶间隔增厚（关于"小叶中心"和"小叶间隔"，请参照课程 8 相关内容）。

住院医师：看似简单的胸部 CT，竟然有那么多深奥的内容。

带教医师：是的。最后，有几本书[3-6]从略微不同的角度解释了肺的局部解剖结构，可以参考这些书籍来掌握肺部解剖结构。

参考文献

[1] 「ネッター解剖学アトラス原著第 4 版」（相磯貞和 訳），南江堂 , 2007.

[2] 「肺癌 X 線診断ハンドブック」（鈴木明，他 監修），協和企画通信 , pp5-13, 1984.

[3] 「胸部の CT 第 3 版」（村田喜代史，他 編），メディカル・サイエンス・インターナショナル , pp90-118, 2011.

[4] 「胸部の CT 第 2 版」（村田喜代史，他 編），メディカル・サイエンス・インターナショナル , pp35-87, 2004（「胸部の CT」の最新版は第 3 版ですが，第 3 版では削除された記述もあり，過去の版も参考になります）.

[5] 「胸部画像診断の勘ドコロ」（高橋雅士 監修・編），メジカルビュー , pp92-126, 2006.

[6] 「胸腹部・骨盤部 CT・MRI 診断のキーワード 160」（土屋一洋 監修），メジカルビュー , pp54-57, 2002.

课程 8 社区获得性肺炎

将影像解读重点放在次级小叶上

病例 1 33 岁女性，无基础疾病。数日前因发热 39℃伴咳嗽来院。

患者自诉无痰，查体呼吸音清晰。SpO_2 96%（未吸氧），白细胞计数 5.5×10⁹/L，C 反应蛋白（C-reactive，CRP）101 mg/L。怀疑肺炎，故拍摄了胸部 X 线片（图 8-1）和 CT（图 8-2，8-3）。

■ 讨论

带教医师：这例患者是一位没有基础疾病的女性，白细胞计数也在正常范围内，临床诊断是疑似非典型性肺炎。日本呼吸协会提出了鉴别细菌性肺炎和非典型性肺炎的标准（表 8-1），据此，在病例 1 的影像中有什么发现吗？

表 8-1 鉴别细菌性肺炎和非典型性肺炎的标准

①年龄未满 60 岁
②无基础疾病或者仅有轻微疾病
③有顽固性咳嗽
④胸部听诊没有明显异常
⑤无痰，并且快速诊断法也无法找到致病菌
⑥末梢血检测白细胞计数数未达到 10×10⁹/L

鉴别标准	非典型性肺炎	细菌性肺炎
①～⑤中	大于等于 3 项	小于等于 2 项
①～⑥中	大于等于 4 项	小于等于 3 项

注：改编自参考文献 [1]。

住院医师：我在胸部X线片（图8-1）中发现左中肺野有斑片状影（□），右中下肺野心影处有边缘轮廓征阳性的浸润影（□）。另外，CT（图8-2，8-3）图像中两肺有浸润影。影像所见支持临床诊断。

年轻的放射科医师：正如你所说。本例患者的影像学表现符合支气管肺炎的特征。讲到这让我们整理一下关于肺泡性肺炎的知识。

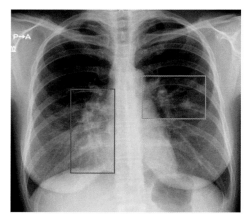

图8-1　胸部X线片

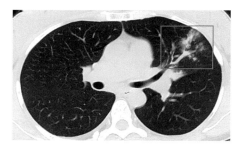

图8-2　胸部CT图像
（肺窗，舌段支气管层面）

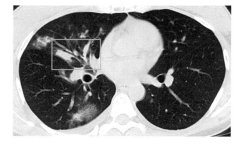

图8-3　胸部CT图像
（肺窗，中叶支气管层面）

 关键点! **肺泡性肺炎**

　　肺泡的渗出液通过肺泡孔等侧支通气路径连续扩散到相邻的肺泡区域，并呈非节段性扩散。由于进展迅速，胸部X线片中通常出现大量阴影。如果炎症扩散至整个肺叶，则称为大叶性肺炎。在胸部X线片中常可见边界不清的浸润影及磨玻璃影，有时还有支气管充气征。这些病变的表现在CT图像中都清晰可见，但不常见的是小叶中央阴影和支气管壁增厚。肺炎链球菌是典型的病原体，肺炎克雷伯菌和军团菌也是。

● 支气管肺炎

从支气管及细支气管连续向肺泡扩展的肺炎，同一个区域内常见多发的小病变。在普通的胸部 X 线片中病变呈边界不清的结节集簇或斑状浸润影，病变扩大时会表现出阶段性浸润影。

在 CT 图像中可以发现浸润影以及边界不清的小叶中心阴影集簇，同时伴有支气管壁及支气管血管束增厚。以支原体肺炎为代表，各种细菌性肺炎也可以表现为支气管肺炎。

年轻的放射科医师：本病例通过血清学检查确诊为支原体肺炎，在影像中可以看到比较明显的小叶中心阴影（图 8-2 □）以及支气管壁和支气管血管束的增厚（图 8-3 □），这些被认为是支原体肺炎的特征性表现。这些特征也有助于将其与其他非典型性肺炎（如衣原体肺炎）相鉴别[2]。支原体肺炎之所以表现出这种图像，是因为支气管的纤毛上皮受到感染，并且炎症从支气管上皮扩散到周围的肺泡区域。

住院医师：小叶中心和支气管血管束是什么呀？

带教医师：要想理解这两个概念，首先要对次级小叶有所认识。肺的中心区域有支气管和肺动脉，肺静脉则走行于肺段与肺段之间的边界处，犹如稻田里的小路。当肺部膨胀得越来越大时，如何保持肺的基本构造？这种基本构造的最小组成单位就是次级小叶。注意肺部的次级小叶在肺部的影像诊断中十分重要，我们一定要掌握。接下来我将对次级小叶及小叶中心进行说明。

关键点！ 次级小叶和小叶中心 [3]

• 支气管经过 10 ~ 20 次分支后形成末端细支气管，Miller 将以细支气管为中心的小叶间隔所包围的区域定义为次级小叶（图 8-4）。其直径约为 1 cm，在大体标本中是肉眼可见的结构，并且在 HRCT 图像中也可以被识别出来。HRCT 在肺部诊断中起着十分重要的作用。此外，一个次级小叶内含多个腺泡。

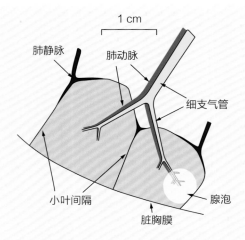

图 8-4　次级小叶的示意图[4]

- 小叶中心由肺动脉和细支气管组成，在 CT 图像中是与胸膜有一定距离的线性的分叉阴影。另外，小叶边缘由胸膜、肺静脉和小叶间隔组成，在 CT 图像中是来自胸膜的连续且正交的线性阴影。

- HRCT 图像中的小叶中心病变是从末梢细支气管到呼吸性细支气管的病变，通常随着周围肺泡区域的变化而变化。在小叶中心病变的 HRCT 图像中，由小叶中心结构形成的分支阴影增大，并伴有各种高吸收区域，如周围的磨玻璃影和高密度影。

- 小叶中心病变主要是支气管病变，包括支气管感染，非感染性支气管炎，吸入性肺疾病等。

住院医师：嗯……好难呀。

带教医师：要一下全部理解的话的确有难度，但是如果带着这种意识进行影像诊断的话会逐渐理解这些，并且诊断水平会有所提升。接下来，让我们了解一下支气管血管束增厚。

关键点！ 支气管血管束增厚[5]

- 支气管血管束（bronchovascular bundle，BVB）包含了肺动脉、支气管和周围的结缔组织，CT 图像中肺动脉的肿胀和支气管壁的增厚被统称为支气管血管束增厚。

· 除血管和支气管以外，支气管血管束还包括淋巴管及支气管动脉，即使这是病变的主体，但是还是可以观察到 BVB 的增厚，如结节病、癌性淋巴管炎、恶性淋巴瘤的肺部浸润和间质性肺水肿等。

· 对于 BVB 增厚伴小叶边缘结构病变的情况，可怀疑存在上述淋巴系统疾病。反之，在没有小叶边缘结构病变或者仅有轻度病变的情况下，则通常考虑为急性或者慢性支气管病变（如支原体肺炎）。

年轻的放射科医师：BVB 的增厚有助于鉴别诊断，请务必记住。下面是参考病例 A（图 8-5）。

参考病例 A　62 岁女性，结节病患者，定期进行随访。

患者没有呼吸道症状，ACE 23.2 mg/dl（正常值参考范围是 8.3 ~ 21.4 mg/dl）。

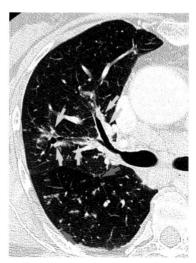

图 8-5　HRCT 图像
右肺中叶可见 BVB 增厚（ ➡ ）。
另外，略微可见与胸膜垂直的线状影
（ ➡ ），考虑小叶间隔增厚。综上
所述，本列为结节病的表现

住院医师：嗯。果然感觉比较困难，但是我会尽力带着这些意识进行诊断。

带教医师：就是要这样。接下来是最后一个参考病例，诊断时请注意次级小叶。

> **参考病例 B**　19 岁女性，体检时行胸部 X 线检查，发现肺部有异常阴影。之后患者完善了胸部 CT 检查。
>
> 患者无临床症状，体检时胸部 X 线片提示有阴影。

住院医师：在胸部 X 线片中可见左肺中上肺野有颗粒状及斑片状影（图 8-6○），CT 图像显示左肺上有呈叶树枝状排列的颗粒状阴影和小结节影（图 8-7○）。病变的分布似乎以小叶为中心。但是，其影像学表现与细菌性肺炎和非典型性肺炎又有所不同。

带教医师：是的，这是"树芽征"，在肺炎的鉴别诊断中十分重要。

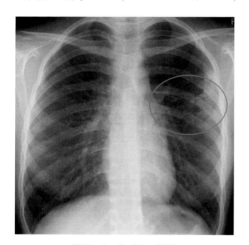

图 8-6　胸部 X 线片

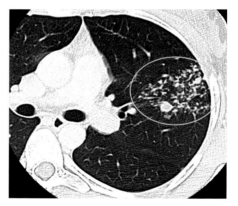

图 8-7　胸部 HRCT 图像

关键点！　"树芽征"（tree-in-bud appearance）[5]

- 在 HRCT 图像中的分支线状阴影的远端可见一些边缘相对清晰的颗粒状阴影，类似树枝上隆起的芽。

- 首次被报道的病例为 CT 表现为活动性结核经支气管扩散的病例。树芽征在病理学上反映了末端细支气管、呼吸性细支气管和充满干酪样坏死的肺泡的扩张状态。

- 因此，树芽征最初是在小叶周围而不是在小叶中心被发现，但最近它也可以用来提示以小叶中心细支气管和末端细支气管为中心的病变。
- 小叶中心结节是由非感染性疾病造成的，但是经常能发现树芽征是支气管感染的特异性表现[6]，特别是肺部抗酸杆菌感染，除此之外也可见于其他传染性肺炎。但结核病和非结核性分枝杆菌病（nontuberculous mycobacteriosis，NTM）的分支状阴影明显且边界清晰（因为它们反映了肉芽肿样变化）；而在支原体和细菌感染中，分支状的阴影相对较模糊，边界不清晰。

住院医师：本病例中分支状阴影明显且边界清晰，怀疑其为抗酸杆菌感染。结合年龄及临床表现（与 NTM 相比），考虑为肺结核。

年轻的放射科医师：是的。这个患者不咳痰，但是支气管肺泡灌洗液涂片和聚合酶链反应呈阳性，所以可以诊断为结核病。根据影像来推断肺炎的病因比较困难，但是 CT 对于诊断支原体、结核和 NTM 等可能有效，所以请记住这些表现。

带教医师：这里有一个需要注意的点。感染性肺炎的诊断依据是胸部 X 线片。但是对于疑似肺炎的病例，如果全部都要进行 CT 检查的话可能会额外地增加辐射剂量，这一点请慎重考虑。在根据胸部 X 线片可以确诊典型肺炎的情况下，不需要行 CT 检查。虽然并没有关于 CT 检查绝对适应证的标准，但在下面的情况中进行 CT 检查是有意义的[7]。

①临床怀疑为肺炎，但是胸部 X 线片中没有阴影。
②需要与肺癌、肺结核和间质性肺炎等细菌性肺炎以外的疾病相鉴别时。
③怀疑存在免疫缺陷或潜在的呼吸系统疾病。
④重症病例需要确认有无其他并发症的情况。
⑤无法确定病原体且初始治疗（经验疗法）无效时。
⑥经过适当的治疗，但是病情仍未改善的情况。

在要求患者进行 CT 检查时，请根据适应证准确地选择。另外，在影像解读时请注意次级小叶。

参考文献

[1] 「成人市中肺炎診療ガイドライン」（日本呼吸器学会呼吸器感染症に関するガイドライン作成委員会），日本呼吸器学会，2007.

[2] Nambu, A., et al. : Chlamydia pneumonia: comparison with findings of Mycoplasma pneumonia and Streptococcus pneumonia at thin-section CT. Radiology, 238 : 330-338, 2006.

[3] 「これだけおさえれば大丈夫 2　胸部画像診断の勘ドコロ」（高橋雅士 編），メジカルビュー社，pp. 150-159, 2006.

[4] 「肺 HRCT」（Webb W. R., et al. 著，蝶名林直彦 監修，西村直樹 他 訳），丸善，pp. 89-97, 2010.

[5] 瀬戸明香 他：画像診断の key words：Bronchovascular bundle（BVB）の肥厚. 画像診断，25: 348-351, 2005.

[6] Aquino, S. L., et al. : Tree-in-bud pattern : frequency and significance on thin section CT. J Comput Assist Tomogr, 20 : 594-599, 1996.

[7] 叶内 哲：呼吸器感染症画像診断の基礎：細菌性肺炎. 画像診断，30: 383-393, 2010.

课程 9 掌握 7 种特发性间质性肺炎的影像诊断

通过"AL DRINC"来记忆

病例 1 75 岁女性，数周前发热 38℃伴干咳，于附近医院就诊，胸部 X 线片提示有异常阴影，故来我院进一步检查。

白细胞计数为 4.8×10^9/L，CRP 56 mg/L，SpO$_2$ 94%（未吸氧）。疑似为肺炎，故进行胸部 X 线和 CT 检查（图 9-1 ~ 9-4）。

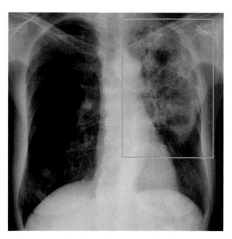

图 9-1 胸部 X 线片（来我院初诊时）

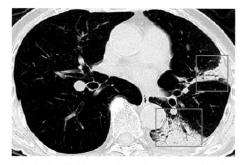

图 9-2 胸部 CT 图像（来我院初诊时，肺中野层面）

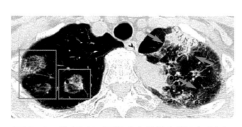

图 9-3 胸部 CT 图像（来我院初诊时，肺上野至肺尖层面）

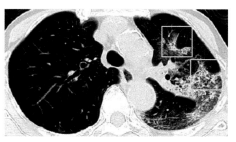

图 9-4 胸部 CT 图像（来我院初诊时，肺上野层面）

■ 讨论

年轻的住院医师：在胸部 X 线片和 CT 图像中有什么发现吗？

住院医师：首先在胸部 X 线片（图 9-1）中，左肺上野至中野有一个密度高且不均的浸润影（图 9-1 □），分布在肺部外围（胸膜下方）。同日拍摄的胸部 CT 图像（图 9-2 ～ 9-4）中，左肺浸润影内部有细支气管充气征（图 9-2 □）。另外，高密度阴影周围还有磨玻璃影（图 9-3 ➡）。不仅左肺，右上肺野中也有阴影，圆形的磨玻璃影和高密度的阴影混杂在一起（图 9-3 □）。左肺阴影处似乎有一些收缩性变化，胸膜也被牵拉（图 9-4 □）。

带教医师：本病例是肺实变（consolidation）和有磨玻璃影（ground-glass opacity，GGO）的混杂性病变，发病数周后，已经过了亚急性期。说到这里，你想到什么？

住院医师：该患者的年龄似乎不符合非典型性肺炎诊断标准中的年龄，发热及干咳，肺部有明显阴影，白细胞计数也是在正常范围内，结合前面的课程 8，考虑非典型性肺炎。

年轻的放射科医师：的确，非典型性肺炎、肺实质肺炎和细菌性肺炎的可能性很高。另外，如果我们敢于猜测肺炎以外的可能性，那么可以考虑肿瘤性病变，如细支气管肺泡癌（bronchioloalveolar carcinoma，BAC）和恶性淋巴瘤［如黏膜相关淋巴瘤（mucosa-associated lymphoid tissue，MALT）］。但是如果考虑炎症的话，有可能是其他特殊的肺炎吗？

住院医师：特殊的肺炎？

带教医师：比如特发性间质性肺炎，你是否知道其病理变化？

住院医师：我只听说过这个疾病名称。

带教医师：特发性间质性肺炎首次在 2002 年由美国胸科学会（American Thoracic Society，ATS）和欧洲呼吸学会（European Respiratory Society，ERS）联合委员会共同提出[1]，一共有 7 种分类。

年轻的放射科医师：临床诊断的名字和病理组织名字稍微有些不同，临床使用的诊断名分别为特发性肺纤维化、非特异性间质性肺炎、隐源性机化性肺炎、急性间质性肺炎、脱屑性间质性肺炎、呼吸性细支气管间质性肺炎和淋巴细胞间质性肺炎（表 9-1）。

住院医师：我记得以前在呼吸科轮转的时候，在会议讨论中听过其他医师提到过非特异性间质性肺炎。任何类型的特发性间质性肺炎均应使用激素代替抗生素治疗。如果这样，治疗方法仅取决于病程是急性的还是慢性的，那么仅将其分为急性特发性间质性肺炎和慢性特发性间质性肺炎这 2 种不是很简单吗？

表 9-1　7 种特发性间质性肺炎的临床诊断名（顺序根据下文描述的"AL DRINC"排列）

首字母	简写	英文名称	中文名称
A	AIP	acute interstitial pneumonia	急性间质性肺炎
L	LIP	lymphoid interstitial pneumonia	淋巴细胞间质性肺炎
D	DIP	desquamative interstitial pneumonia	脱屑性间质性肺炎
R	RBAILD	respiratory bronchiolitis associated interstitial lung disease	呼吸性细支气管间质性肺炎
I	IPF	idiopathic pulmonary fibrosis	特发性肺纤维化
N	NSIP	nonspecific interstitial pneumonia	非特异性间质性肺炎
C	COP	cryptogenic organizing pneumonia	隐源性机化性肺炎

年轻的放射科医师：你考虑得太简单了。这 7 种分类是根据病变的不同来定义的。治疗可使用激素或免疫抑制剂，另外也可以使用某些其他药物（如抗纤维化药物等），但这些药物的效果和预后取决于特发性间质性肺炎的类型。某些特发性间质性肺炎和吸烟有很密切的关系，戒烟后有可能自愈。所以，特发性间质性肺炎的类型不同，治疗的方案也略有不同。

住院医师：但是 7 个种类记忆起来太麻烦了，就算学习了很快也会忘记。

年轻的放射科医师：这种时候最好将其和文字游戏结合起来记忆。之前刚刚提到过，某些特发性间质性肺炎与吸烟密切相关，所以我们可以利用和吸烟类似的嗜好——饮酒来记住它。

关键点！　记住特发性间质性肺炎的方法"AL DRINC"

"Alcohol Drink"中，"Alcohol"的前 2 个字母是"AL"，将"Drink"最后的"K"换成"C"，也就是说通过"AL DRINC"来记住它。"A"代表 AIP，"L"代表 LIP，"D"代表 DIP，"R"代表 RBAILD，"I"代表 IPF，"N"代

表 NSIP，"C" 代表 COP（表 9-1）。另外 "DRINC" 的前 2 个字母代表的是与吸烟密切相关的疾病，最后 3 个字母分别代表较常见的 IPF、NSIP 和 COP。

住院医师：原来如此。通过 "AL DRINC" 就很容易记住了呢。

带教医师：记住这 7 种分类是最基本的要求。

住院医师：特发性间质性肺炎不包括那些病因明确的疾病吗?

年轻的放射科医师：除 LIP 外，的确可以这样认为。

带教医师：制定特发性间质性肺炎的诊断标准[2]的主要目的之一就是将其和原因明确的疾病（例如胶原病或者药物原因造成的间质性肺炎）区分开，另外还强调了排除其他有弥漫性肺部阴影的疾病的必要性。厚生劳动省的研究小组已经报道了需要与特发性间质性肺炎鉴别的疾病供我们参考（表 9-2）[2]。但是，例如胶原病，这是一种需要在表 9-2 中进行鉴别的疾病，LIP 是特发性间质性肺炎之一，但是并不能排除 LIP 由胶原病引起。另外，表 9-2 中的胶原病和血管炎是否存在不同的病理状况? 这样一说你可能会有很多的疑问，所以日本呼吸学会在其网站上面发布了一个易于理解的图，供大家参考（图 9-5）[3]。

表 9-2 需要与特发性间质性肺炎进行鉴别的疾病

① 心功能不全	⑩ 药物性肺炎
② 肺炎（特别是非典型性肺炎）	⑪ 嗜酸性粒细胞性肺炎
③ 已知原因引起的急性肺损伤	⑫ 弥漫性泛细支气管炎
④ 胶原病	⑬ 癌性淋巴管炎
⑤ 血管炎	⑭ 肺泡细胞癌
⑥ 结节病	⑮ 肺淋巴管肌瘤病
⑦ 过敏性肺炎	⑯ 肺泡蛋白质沉积症
⑧ 尘肺	⑰ 朗格汉斯细胞肉芽肿病
⑨ 放射性肺炎	

让我们回到病例讨论中来。本病例在使用了抗生素后并没有好转，最终高度怀疑是特发性间质性肺炎中的 COP，医师想对其进行支气管肺泡灌洗（bronchoalveolar lavage，BAL）和经支气管镜肺活检术（transbronchial lung biopsy，TBLB），但是患者的长子也是一名医师，他说自己的母亲（患者）不想接受这种痛苦的检查，如

果是 COP 的话病情可能会自行缓解，所以想先观察一下。在使用了非甾体抗炎药后对患者进行了随访。2 周后的胸部 X 线片如图 9-6 所示，与初诊时的比较一下，有什么区别？

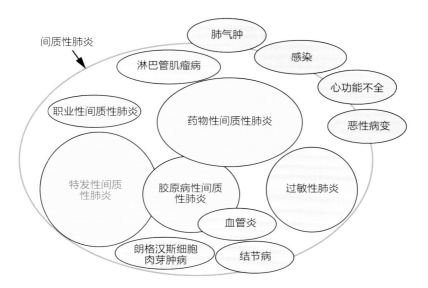

图 9-5　特发性间质性肺炎在间质性肺病变中的位置[3]

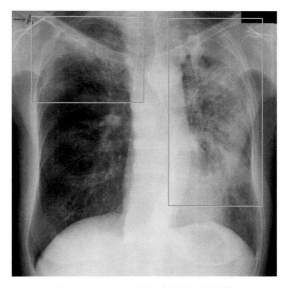

图 9-6　胸部 X 线片（初诊 2 周后）

　　住院医师：与初诊时相比，两肺阴影越来越严重（图 9-6 □）。

　　带教医师：是的，不用看 CT 图像，只通过胸部 X 线片就可以看到明显的改变。在同日拍摄的 CT 图像中有一个新的发现。

　　住院医师：新的发现？

　　带教医师：图 9-7 是当时初诊时的 CT 图像，图 9-8 是同一个层面在 2 周后的 CT 图像，阴影的确越来越明显，但是有一个部位的阴影却改善了（图 9-7，9-8 □）。

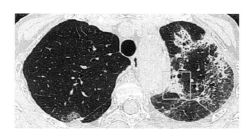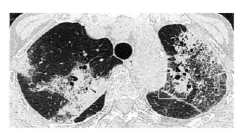

图 9-7　胸部 HRCT 图像（初诊时，主动脉弓上缘层面）　　　图 9-8　胸部 HRCT 图像（初诊 2 周后，主动脉弓上缘层面）

　　年轻的放射科医师：的确，这是个微妙的变化，这就是游走性肺炎。

　　住院医师：游走性肺炎？这是什么？

　　年轻的放射科医师：就是 COP 的阴影自行缓解或者恶化，导致肺炎样的阴影迁移。

　　住院医师：原来如此。

　　年轻的放射科医师：一开始提到的在 CT 图像中发现的圆形高密度影和磨玻璃影混杂在一起的情况（图 9-3 □）叫作反晕征（reversed halo sign）。

　　带教医师：是的。

　　住院医师：反晕征？

　　年轻的放射科医师：晕征（halo sign）就是图 9-9 中高密度影和结节的周围有磨玻璃影的状态，好发于侵袭性曲霉病等真菌感染性疾病、韦氏肉芽肿、富血性肿瘤、BAC、COP 或慢性嗜酸性粒细胞性肺炎（chronic eosinophilic pneumonia，CEP）[4]。反晕征就是和它相反的征象，即病灶中心是磨玻璃影而周围是高密度影，据说这也是 COP 的一个标志性特征[4-5]。

参考病例 A **38 岁男性，诊断为 BAC。**

在胸部 HRCT 图像中可见左肺上部有高密度阴影，周围有磨玻璃影将其包裹（图 9-9 □），为典型的晕征。

住院医师：原来如此。游走性肺炎和反晕征都是 COP 的特征。

带教医师：是的，本病例初诊 2 周后的 CRP 从 56 mg/L 显著上升到了 106 mg/L，血清白蛋白从 35 g/L 降低到 28 g/L。由于营养不良、贫血和疾病的进展，我认为继续随访会很困难，因此说服了患者的儿子，对其进行 TBLB 和 BAL。

住院医师：我有一个疑问，最初就怀疑为 COP，为什么不选择激素冲击治疗而选择非甾体抗炎药来治疗？

年轻的放射科医师：激素冲击治疗是一种强有力的治疗方法，但是发生并发症的风险很高。我们不能因为怀疑是 COP 就尝试着使用这种治疗方法。并且如果不确诊的话，一开始使用的剂量及给药时间都无法准确掌握。并且 TBLB 和 BAL 的数据结果也可能因为激素药物的影响而不准确，导致无法确诊。

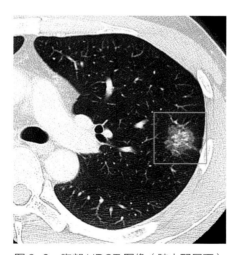

图 9-9　胸部 HRCT 图像（肺中野层面）

带教医师：正如你所说。即使 TBLB 和 BAL 的结果因为激素类药物的影响而改变，但是如果激素类药物有效并且可以用于诊断和治疗的话，那也是很好的。这种比较激进的意见也是有的，但是重症细菌性肺炎、卡氏肺孢子虫肺炎、结核和恶性淋巴瘤等给予激素类药物后的确会减轻肺部炎症阴影并缓解呼吸困难。当然之后病情会恶化，所以任何情况下这种贸然使用激素类药物进行诊断和治疗都不是一个简单的问题。相反更重要的是要尽早使用 TBLB 和 BAL 进行诊断，并且进行适当的治疗。关于病例 1，前面也提到用 TBLB 和 BAL 鉴别诊断是不是 BAC 和淋巴瘤，重要的就是确定是哪个类型的间质性肺炎。

年轻的放射科医师：仅通过影像来鉴别 COP 和 CEP 是很困难的[6-9]，需要 TBLB 和 BAL 的结果。如果通过影像学检查都无法鉴别，则将二者统一称为"COP/EP 模式"[9]。

带教医师：是的。病例 1 通过影像诊断所得出的最有可能的结果就是 COP 和 CEP，但是 BAL 结果显示炎症细胞主要是淋巴细胞而不是嗜酸性粒细胞，所以最终的诊断是 COP。之后使用激素冲击治疗并且有效，现在病情已经处于缓解状态了。

接下来，让我们看一下除 COP 以外更常见的 IPF 和 NSIP 的案例。

参考病例 B　67 岁男性，诊断为 IPF。

带教医师：图 9-10 是经典的 IPF 病例的 HRCT 图像，显示胸膜下多发簇状多层壁厚小于 1 cm 的囊性病变（图 9-10 ➡）。这种是典型的蜂窝肺（honeycomb lung），其 CT 图像的特征是病变不均匀，其病变多发于胸膜下，与正常肺组织相邻或与之混合[8]。据报道，IPF 对激素类药物的反应性极低[6]，5 年生存率为 30%或更低[10]。由于 IPF 可导致肺纤维化，牵引性支气管扩张和肺容量减小也可发生。

年轻的放射科医师：当指代 IPF 的病理所见时，可使用"普通型间质性肺炎（usual interstitial pneumonia，UIP）"这个术语，但应记住，UIP 在临床实践中也通常被用作 IPF 的同义词，请将二者联系起来记忆。

带教医师：另一方面，NSIP 可分为以炎性细胞浸润到间质间隙中为主的 cellular NSIP（c-NSIP）和晚期间质弥漫性纤维化的 fibrosing NSIP（f-NSIP）。CT 图像中通常可见双肺多发磨玻璃影及浸润影，主要好发于胸膜附近[6, 8]。c-NSIP 的影像学改变以磨玻璃影和分布在支气管血管束中的浸润影为主，而 f-NSIP 以磨玻璃影以及不规则的线性和网状结构为主[6, 8]。尽管肺纤维化可导致牵拉性支气管扩张和肺容量减少，但与 IPF 不同，通常 f-NSIP 的图像中看不到典型的蜂窝肺[6, 8, 10]，并且病变在整个肺中几乎是均匀分布的[6, 8]。还有报道称 c-NSIP 的预后通常良好，多数 f-NSIP 病例则对治疗药物抵抗，特别是 10 以上的，长期预后不是很好[6, 8, 10]。

接下来，我们将介绍经外科手术活检被诊断为 c-NSIP 的病例的 HRCT 图像。

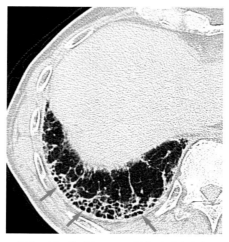

图 9-10　胸部 HRCT 图像（肺底部）

参考病例 C　78 岁女性，诊断为 c-NSIP。

年轻的放射科医师：在这个病例中我们可以看到胸膜下有与胸膜平行的异常线状影（subpleural curvilinear shadow[11]），这是 NSIP 和肺石棉沉着病的特征（图 9-11 ➡ ）。

带教医师：是的，接下来说一下关于特发性间质性肺炎中预后较差的 IPF、f-NSIP 和 AIP。请结合图 9-12 一起来记忆。

住院医师：原来如此。在图 9-12 中可以看到，对特发性间质性肺炎进行分类是十分重要的。

年轻的放射科医师：特发性间质性肺炎的分类的确很重要，图 9-5 提示的与由其他原因造成的间质性肺病变的鉴别也非常重要。如慢性过敏性肺炎，药物性肺炎，肺胶原病，以及 NSIP 和 IPF 等特发性间质性肺炎，它们可能呈现出相似的影像学表现，特别是肺胶原病的初期症状就是肺部病变[8]。如果在这种情况下，对原发疾病进行治疗则可以改善病情，因此需要将其与各种临床信息相结合，另外在某些情况下还需要结合病理组织结果做出综合判断。

带教医师：是的，乍一看，可能很难理解特发性间质性肺炎，但重要的是要理解它以及它在各种间质性肺部病变中的位置。最后，非常感谢提供病例的长崎市立医院成人病中心，感谢呼吸科的夫津木要二医师和放射科的川野洋治医师。

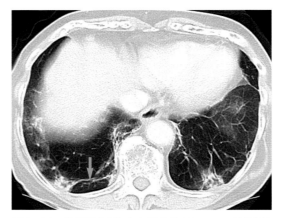

图9-11 肺石棉沉着病病例的胸部HRCT图像（肺底部）

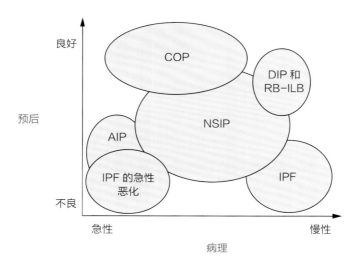

图9-12 特发性间质性肺炎的种类、病程和预后[8]

参考文献

[1] ATS/ERS international multidisciplinary consensus classification of the idiopathic interstitial pneumonias. Am J Respir Crit Care Med, 165 : 277-304, 2002.

[2]　難病情報センター / 診断治療指針 / 特発性間質性肺炎

http://www.nanbyou.or.jp/sikkan/076_i.htm.

[3]　日本呼吸器学会ホームページ / 市民のみなさまへ / 特発性間質性肺炎 .

http://www.jrs.or.jp/home/modules/citizen/index.php?content_id=20.

[4]　氏田万寿夫：知っておきたい sign ～肺の HRCT をきわめる . 画像診断 , 26: 468-476, 2006.

[5]　Kim, S. J., et al. : Reversed halo sign on high-resolution CT of cryptogenic organizing pneumonia : diagnostic implications. AJR, 180 : 1251-1254, 2003.

[6]　「これだけおさえれば大丈夫　2. 胸部画像診断の勘ドコロ」（高橋雅士 編著）, pp.172-193, メジカルビュー , 2006.

[7]　Arakawa, H., et al. : Bronchiolitis obliterans with organizing pneumonia versus chronic eosinophilic pneumonia: high-resolution CT findings in 81 patients. AJR, 176: 1053-1058, 2001.

[8]　「特発性間質性肺炎 診断と治療の手引き」（日本呼吸器学会びまん性肺疾患診断・治療ガイドライン作成委員会 編）, 南江堂 , 2004.

[9]　佐土原順子 ほか：Multi-focal consolidation pattern ～肺の HRCT をきわめる . 画像診断 , 26: 399-408, 2006.

[10]　三角茂樹：Multi-focal ground-glass pattern ～肺の HRCT をきわめる . 画像診断 , 26: 388-398, 2006.

[11]　「胸部の CT 第 2 版」（村田喜代史 編）, p.311, メディカル・サイエンス・インターナショナル , 2004.

课程 10　急性主动脉疾病的诊断要点

与威胁生命的主动脉夹层和主动脉瘤相关的征象

病例 1　64 岁男性，因突发胸背部疼痛来院就诊。

白细胞计数为 $11.4×10^9$/L，CRP 79.4 mg/L，D-二聚体 20.2 ug/ml。有高血压和肾功能障碍既往史。此次就诊进行了 CT 检查。

■ 讨论

带教医师：有什么发现吗？

住院医师：根据既往史和 D- 二聚体的数值，我怀疑患者可能有主动脉夹层。但只有 CT 平扫图像的话，诊断有点困难。

年轻的放射科医师：CT 平扫图像对诊断主动脉夹层也是有效的哦。请特别注意钙化的位置。

住院医师：主动脉腔内的确有浮动着的钙化灶（图 10-1，10-2 ）。但通常动脉硬化造成的钙化都应该是沿着主动脉壁的。

带教医师：你的观察很仔细。动脉硬化造成的钙化都发生在血管内膜。主动脉夹层中主动脉壁被剥离的那一部分还记得吗？

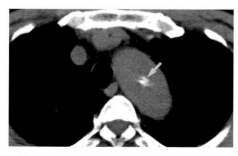

图 10-1　CT 平扫图像（主动脉弓层面）

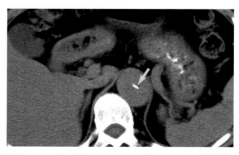

图 10-2　CT 平扫图像（脾门层面）

住院医师：是血管中膜吗？

年轻的放射科医师：是的。主动脉夹层是指主动脉壁的中膜被剥离，沿主动脉长轴方向扩展形成主动脉壁两腔分离的状态[1]。因此，沿着血管可以看到内膜的钙化（由内膜的一部分和中膜组成，将真假两腔分隔开）。要记住的是主动脉夹层的钙化从主动脉壁剥离后，在血管腔内呈悬浮状态[2]。请参考图10-3。

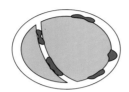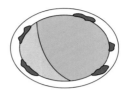

图10-3　钙化灶在主动脉夹层（左）和动脉壁血栓（右）
中的位置[3]

带教医师：由于怀疑有主动脉夹层，患者进行了CT增强扫描，大家有什么发现吗？

住院医师：CT平扫图像提示的钙化与血管走行方向一致（图10-4 ➡），主动脉管腔被分成了两个部分。果然主动脉夹层在CT增强扫描图像中显示得十分清楚。

年轻的放射科医师：既然已经知道了主动脉夹层的诊断，接下来就要对主动脉夹层的分类进行判断。请记住以下三种分类。①根据夹层范围的分类（表10-1，图10-8，10-9）；②根据假腔血流状态分类（表10-2）；③根据病期分类（表10-3）。

带教医师：根据分层的范围，主动脉夹层有Stanford和DeBakey两种分类方法，Stanford分类的依据不是内膜裂口的位置，而是升主动脉是否有夹层，DeBakey分类的依据是夹层的范围和裂口的位置。要注意的是，DeBakey分类对于逆行性主动脉夹层以及主动脉弓和腹主动脉等局限部位的夹层的分类是有困难的。本病例的分类属于哪一类呢？

住院医师：夹层的范围是从左锁骨下动脉前方（图10-5 ➡）到左肾动脉分支上方（图10-6 ➡）。因此本病例应该属于Stanford A型夹层。由于在假腔中可观察到血液流动，因此它是开放型假腔，并且属于发病数小时内的超急性期。

年轻的放射科医师：你的回答很正确。Stanford分类有指导治疗方案的价值，Stanford A型夹层适合急诊外科手术，而对于Stanford B型夹层，主要还是以保守治疗为主，除非有主动脉破裂的迹象和重要脏器的局部缺血的情况[4]。本病例夹层到达肠系膜上动脉处（图 10-7 ○），因此需要注意是否有缺血性表现。幸运的是，本病例的肠道并没有缺血性表现。

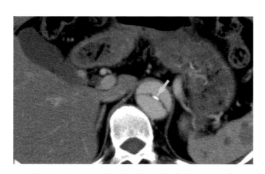

图 10-4　CT 增强扫描图像（脾门层面）

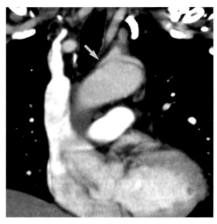

图 10-5　CT 增强扫描图像重建后的冠状位图像（主动脉弓层面）

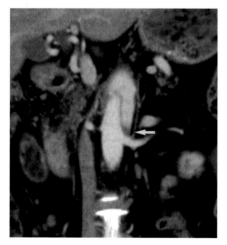

图 10-6　CT 增强扫描重建后的冠状位图像（左肾动脉分支层面）

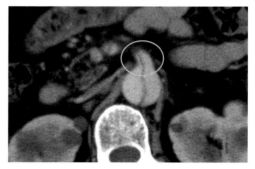

图 10-7　CT 增强扫描图像（肠系膜上动脉分支层面）

带教医师：据报道，27% 的腹主动脉夹层病例存在脏器缺血的表现[5]，所以需要确认患者是否有缺血性表现。需要检查主动脉的分支动脉造影增强效果是否消失，以及是否有脏器灌注缺血导致的造影增强不良。另外，主要动脉的阻塞机制如下。①主要动脉从假腔分支，则假腔被血栓阻塞；②主要动脉从真腔发出的分支挤压了附近的假腔而造成阻塞。请记住这 2 个机制[2]，并且需要确认主要血管分支来自真腔还是假腔。

住院医师：额，但是真腔和假腔很难鉴别，有什么关键点可以将二者区分吗？

年轻的放射科医师：以下就是关键点。

 关键点！ **主动脉夹层的分类** [1]

表 10-1　根据分层范围分类

Stanford 分类
A 型：夹层发生于升主动脉
B 型：夹层不发生于升主动脉
DeBakey 分类
Ⅰ型：升主动脉中有内膜裂口，远端累及主动脉弓
Ⅱ型：夹层局限于升主动脉
Ⅲ型：降主动脉中有内膜裂口
Ⅲa型：未累及腹主动脉
Ⅲb型：累及腹主动脉

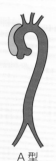

A 型　　　B 型

图 10-8　Stanford 分类

■：真腔；■：假腔

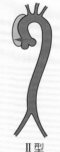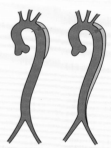

Ⅰ型　　Ⅱ型　　Ⅲa型　Ⅲb型

图 10-9　DeBakey 分类

■：真腔；■：假腔；➡：内膜裂口

表 10-2　根据假腔血流状态分类

开放型假腔
假腔内有血流，并且有血栓
闭塞型假腔
血栓将假腔闭塞

表 10-3　根据病期分类

超急性期
发病 48 小时内
急性期
发病 2 周内
亚急性期
发病 3 周至 2 个月
慢性期
发病 2 个月后

关键点！ **鉴别真腔和假腔** [6]

有 2 个腔的时候，扩大的腔一般是假腔，真腔一般会变得狭窄。

有血管壁钙化的一般是真腔（也有例外的情况，如慢性主动脉夹层可能会出现发生在假腔血管壁上的钙化）。

血管壁上有血栓的是假腔。

动态增强影像中，先增强的部分是真腔，假腔通常会发生增强延迟（根据病例不同，早期的影像中也有假腔不发生增强的病例，因此需要进行后期扫描）。

出现主动脉蜘蛛膜（aortic cobweb）（发生主动脉夹层时，假腔中的一部分中膜未完全剥离，残留下索条状结构[7]）（图 10-10，10-11）的是假腔。

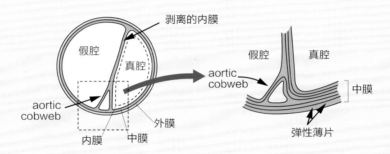

图 10-10　aortic cobweb 的模式图 [10]

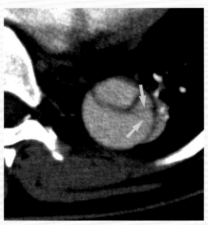

图 10-11　CT 增强扫描图像（病例 1，左心室层面）

假腔内素条影是 aortic cobweb（ ➡ ）

病例 2 80 岁男性。因数日前胸背部疼痛来院就诊。

白细胞计数为 6×10^9 /L，CRP 88.2 mg/L，D-二聚体 7.2 ug/ml。为检查胸背部疼痛原因进行了 CT 平扫（图 10-12）和 CT 增强扫描（图 10-13）。

住院医师：降主动脉内可见明显的夹层，2 个腔内有 1 个腔增强造影效果不佳（图 10-13 ➡），考虑假腔血栓阻塞型主动脉夹层。

年轻的放射科医师：回答正确。可以确认的是本病例动脉腔内有内膜钙化（图 10-12，10-13 ➡）。大家是否发现了假腔的血栓在 CT 平扫图像中呈高密度影（图 10-12 ➡）？这被称为高密度新月征（Hyperdense crescent sign[8]），表现为夹层被新鲜的血栓堵塞，也就是说，这是急性血栓阻塞型主动脉夹层。高密度新月征在 CT 增强扫描图像中很难被发现，因此 CT 平扫是必需的。另外，CT 平扫图像更容易评价动脉腔内的钙化，这点也要注意，所以一定要仔细观察 CT 平扫图像。

带教医师：是的。另外在本病例的假腔血栓阻塞型夹层图像中，非常重要的一点就是发现了主动脉溃疡样突起（ulcer like projection，ULP）。图像中从真腔突入假腔的血栓内增强影（图 10-13 ○）就是 ULP。

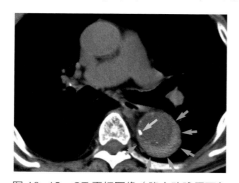

图 10-12 CT 平扫图像（降主动脉层面）

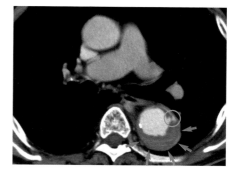

图 10-13 CT 增强扫描图像（降主动脉层面）

🩺 关键点！ 溃疡样突起（ulcer like projection, ULP）[9, 10]

- 在假腔血栓阻塞型主动脉夹层的病例中，可以看到由于内膜破裂，从真腔向血栓堵塞的假腔突出的增强区域（正如胃肠道钡剂充盈图像中的溃疡一样）就是 ULP。

- 如果发现有主动脉夹层、囊状动脉瘤和主动脉破裂等风险更高的病变，则需要进行严格的随访。

- 主动脉壁穿透性溃疡（penetrating atherosclerotic ulcer，PAU）和 ULP 的区别：PAU 是指主动脉粥样硬化造成血管内膜和中膜脆化后破裂，主动脉内壁因此发生溃疡（局部内膜和中膜破损）[11]。这种病理学概念，基本上与 ULP 是不同的 [12]。但是经常遇到难以通过影像学检查来鉴别 PAU 和 ULP 的情况，所以不论是哪种情况，一旦发现有溃疡状突出的增强区域，就需要进行严格的随访。以下就是 PAU 的病例（图 10-14）。

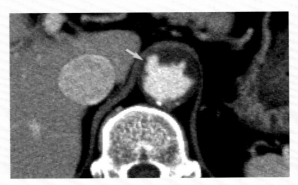

图 10-14　CT 增强扫描图像（肝尾状叶层面）

溃疡性的结构突出于动脉粥样斑块，在血管壁上呈血栓状（ ➡ ），可见于 PAU。本例中，PAU 是一种与动脉粥样硬化（不是主动脉夹层）有关的疾病

参考病例　60 岁男性，有糖尿病既往史，无主观症状。体检时腹部超声发现主动脉壁处有血栓样物质，进一步进行了 CT 增强扫描。血管壁有血栓样的斑块。

带教医师：在图 10-15 和 10-16 中你有什么发现吗？

住院医师：右肾下极层面可见最大直径为 55 mm 的腹主动脉瘤，主动脉瘤周围软组织密度升高（图 10-16 ➡ ）。这是主动脉瘤先兆破裂吗？

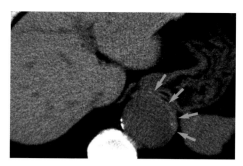
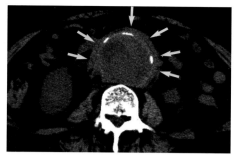

图 10-15　CT 平扫图像（肝尾叶层面）　　　图 10-16　CT 平扫图像（右肾下极层面）

带教医师：你注意得很好！另外，本病例沿主动脉管壁有新月形高密度影（图 10-15 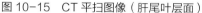）。这种现象被称为 "hyper-attenuating cresent sign"[13]，是主动脉瘤先兆破裂的重要表现。接下来，让我们来确认一下主动脉瘤先兆破裂的要点。

关键点! 主动脉瘤先兆破裂（impending rupture of aortic aneurysm）[14]

主动脉瘤即将破裂的状态称为主动脉瘤先兆破裂。如果能够在破裂前进行手术，死亡率将会大大降低（据报道，死亡率在破裂后为 50%，破裂前为 4%[15]），因此，有必要精确掌握以下先兆破裂的征象。

①主动脉直径增大：特别是主动脉直径突然地增大（具体指肉眼可见的增大，即大于 10 mm / 年）的情况，当超过 70 mm / 年并且伴有腹痛等临床症状时，先兆破裂的可能性很大。

②血栓 - 内腔比下降[16]：未破裂的主动脉瘤比破裂的主动脉瘤具有更厚的管壁血栓，并且管壁血栓被认为在预防破裂中发挥作用。因此，应注意管腔的增大和管壁中血栓的减少（血栓 - 内腔比的下降）。

③ hyper-attenuating cresent sign：指动脉瘤壁和壁血栓中的新月形高密度区。尽管动脉壁没有全层破裂，但据报道其可以反映出破裂的动脉壁内部有新血肿出现[17]。

④主动脉周围有积液：这被认为是由主动脉即将破裂引起的炎症扩散和浸润。

住院医师：原来如此。所以发现以上特点后就要考虑直接手术了。

年轻的放射科医师：是的。动脉壁完全断裂的状态称为 frank rupture，若在胸主动脉瘤破裂的情况下，可在纵隔或胸腔中发现血肿；若在腹主动脉瘤破裂的情况下，则可从腹膜后主腹腔处发现血肿。在 CT 增强扫描图像中可以看到破裂部位附近有对比剂渗漏[14]。但是，这种状态下的抢救成功率很低，因此最好能在先兆破裂的时候就准确诊断。

带教医师：主动脉瘤及主动脉夹层等主动脉疾病的病情可在短期内快速进展，并且这些疾病都是致命的，因此需要迅速地诊断和正确地应对。尽管 CT 检查可以在短时间内完成并提供非常有用的诊断信息，但是在某些情况下无法进行 CT 增强扫描，因此即使只有 CT 平扫时也需要我们能准确掌握影像中重要的信息。

参考文献

[1] 高本眞一 他：大動脈瘤・大動脈解離診療ガイドライン（2006 年改訂版）. Circ J, 70: 1569-1677, 2006.

[2] Carman, S., et al.: Aortic dissection：diagnosis and follow up with helical CT. RadioGraphics, 19: 45-60, 1999.

[3] 「腹部 CT 診断 120 ステップ」（荒木 力 著）. pp.301-312, 中外医学社 , 2002.

[4] 「ここまでわかる急性腹症の CT 第 2 版」（荒木 力 著）, pp.262-306, メディカル・サイエンス・インターナショナル , 2009.

[5] Cambria, R. P., et al.: Vascular complications associated with spontaneous aortic dissection. J Vasc Surg, 7: 199-209, 1988.

[6] 上田達夫 他：大動脈瘤 , 大動脈解離とその近縁疾患 . 画像診断 , 30: 52-60, 2010.

[7] David, M. W., et al.: Aortic cobwebs: an anatomic marker identifying the false lumen in aortic dissection-imaging and pathologic correction. Radiology, 190: 167-174, 1994.

[8] 岡田宗正 , 松永尚文：画像診断の key words. 画像診断 , 25: 632-635, 2005.

[9] Tisnado, J., et al.: Ulcerlike projections：precursor angiographic sign to thoracic aortic dissection. AJR, 135: 719-722, 1980.

[10] Eijun S., et al.: New development of an ulcerlike projection in aortic intramural hematoma：CT evaluation. Radiology, 224: 536-541, 2002.

[11] Stanson, A. W., et al.: Penetrating atherosclerotic ulcers of the thoracic aorta：natural history and clinicopathologic correlations. Ann Vasc Surg, 1: 15-23, 1986.

[12] Hayashi, H., et al.: Penetrating atherosclerotic ulcer of the aorta：imaging features and disease

concept. RadioGraphics, 20: 995-1005, 2000.

[13] Mehard, W. B., et al.: High-attenuating crescent in abdominal aortic aneurysm wall at CT: a sign of acute or impending rupture. Radiology, 192：359-362, 1994.

[14] Dmitry, R., et al.: Spectrum of CT findings in rupture and impending rupture of abdominal aortic aneurysms. RadioGraphics, 27: 497-507, 2007.

[15] Limit, R., et al.: Determination of the expansion rate and incidence of rupture of abdominal aoritic aneurysm. J Vas Surg, 14: 540-548, 1991.

[16] Mower, W. R., et al.: Effect of intraluminal thrombus on abdominal aortic aneurysm wall stress. J Vasc Surg, 26: 602-608, 1997.

[17] Arita, T., et al.: Abdominal aortic aneurysm: rupture associated with the high-attenuating cresent sign. Radiology, 204: 765-768, 1997.

第三部分

腹部
影像诊断课程

课程 11　掌握急诊肝病患者容易被忽略的影像和肝区解剖结构

不要轻易做出"不明原因发热"和"不明原因腹痛"的诊断

　　带教医师：在看实际的病例前，首先让我们来复习一下肝脏的解剖结构（图 11-1）。

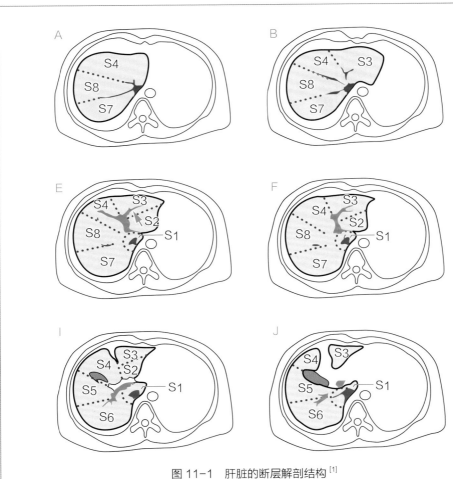

图 11-1　肝脏的断层解剖结构 [1]

■：下腔静脉和肝静脉；　■：门静脉；　Ⓐ→Ⓛ为从头侧至尾侧的顺序

　　一上来就出现了那么多的区段，你们是否觉得很难？不过没关系。只要牢记关键的结构，肝脏的解剖结构就不会很难。具体请注意肝静脉和肝裂。以下根据《原发性肝癌基本处理方法（第 5 版修订版）》来进行说明。

　　首先根据 Healey-Schroy 分区，将肝脏分为外侧区、内侧区、前区、后区和尾状叶等（图 11-2）。

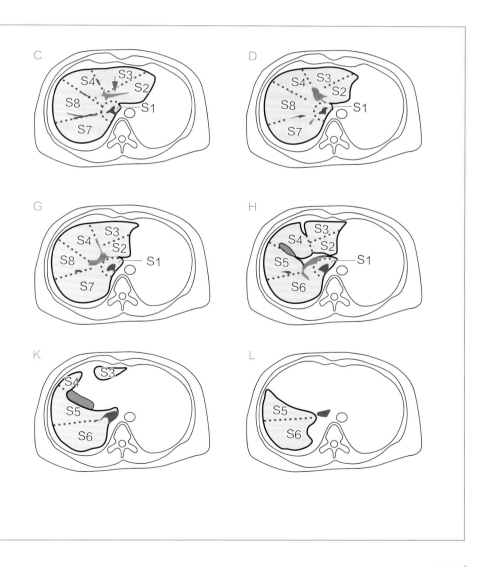

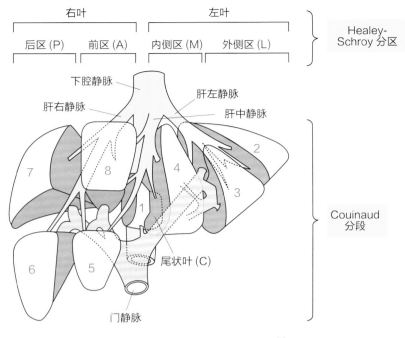

图 11-2　肝区或肝段的划分[2]

关键点!　Healey-Schroy 分类的关键[2-5]

● 右叶和左叶

通过胆囊窝与肝脏上方的下腔静脉的连线（Rex-Cantlie 线或 Cantlie 线）（图 11-3 ❶）将肝脏分为左叶和右叶。Cantlie 线的走行几乎平行于肝中静脉（middle hepatic vein，MHV）主干（图 11-4 MHV），MHV 主干可以作为肝脏的上部边界。

● 左叶（内侧区和外侧区）

左叶以肝镰状韧带（脐静脉裂，图 11-3 ❷）为界，分为内侧区和外侧区。

● 右叶（前区和后区）

右叶以肝右静脉（right hepatic veic，RHV）主干（图 11-3 ❸，图 11-4 RHV）为界，分为前区和后区。

● 尾状叶

位于肝门背侧并与下腔静脉相邻。它的范围是从肝门（图 11-3 ❹）到内侧区，以及从静脉韧带裂（图 11-3 ❺）到外侧区。尾状叶处的血流比较特别，肝动脉和门静脉都由肝左叶、肝右叶或其自身的分支从门静脉主干汇入，肝静脉则直接流入下腔静脉。

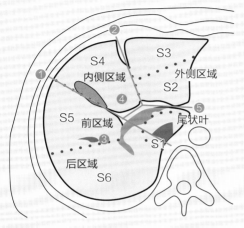

图 11-3　肝区（肝门断面）[1]
识别肝区的关键点是识别由❶、❷、❹和❺的
裂沟构成的 H 形区域。❶：Rex-Cantlie 线；
❷：肝镰状韧带；❸：肝右静脉主干；❹：肝门；
❺：静脉韧带裂

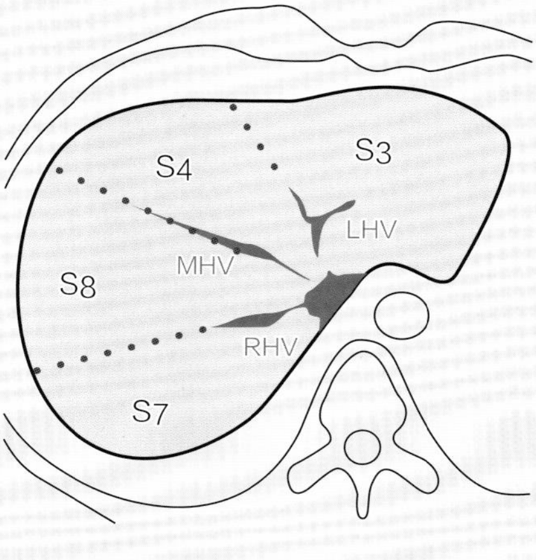

图 11-4　肝区（肝上部断面）[1]
MHV：肝中静脉主干；LHV：肝左静脉主干；
RHV：肝右静脉主干

课程 8 中我们讲到过，肺的中心区域有支气管和肺动脉，肺静脉则走行于段与段之间的边界，犹如稻田里的小路。其实肝脏和肺非常相似，肝脏的中心有格利森鞘（内有门静脉、肝动脉和胆管），肝静脉则走行于段与段之间的边界处，犹如稻田里的小路。所以，就像肺段通过肺静脉来划分一样，肝段也是通过肝静脉来划分的。

　　住院医师：原来如此。所以肝右静脉是前区和后区的边界，肝中静脉是前区和内侧区的边界。

　　带教医师：是的。内侧区和外侧区之间的镰状韧带也被称为脐静脉裂，而尾状叶与外侧区之间的分界是静脉韧带裂，它源于胚胎时期，将从胎盘中获得的富含氧气和营养的血液通过脐静脉、镰状韧带和静脉导管裂隙，汇入下腔静脉。

　　住院医师：原来如此。首先要记住通过肝裂和肝静脉划分的 5 个区。但是我好像经常听到有人将不同的肝区称为 S1 ~ S8。

带教医师：那是肝脏的 Couinaud 分段（图 11-2）。根据门静脉系统的分支特点，肝脏被分为 8 个段。

关键点！ Couinaud 分段的关键点 [2-5]

● S1（尾状叶）

● S2（左外叶后段）和 S3（左外叶前段）：在外侧区中，肝左静脉主干背侧后上方的区域为 S2，肝左静脉主干侧腹的前下方区域为 S3。

● S4（左内叶）

● S5（右前叶下段）、S6（右后叶下段）、S7（右后叶上段）和 S8（右前叶上段）：如上文所述，前区（S5 和 S8）和后区（S6 和 S7）被肝右静脉的主干分隔开，但是在 Couinaud 分段中，前区和后区均被分为上、下段。这种上、下分段（S5 和 S8，S6 和 S7）的结构在解剖学中是不存在的，只能通过追踪门静脉来确定大致范围。

带教医师：从肝脏下方（尾侧）观察肝脏时，Couinaud 分段是按照逆时针从 1 到 8 进行编号的。你们可以发现，日本使用的肝脏分区是"双管齐下"的分类方法，首先是基于 Healey-Schroy 分区的 5 个肝区，然后在此基础上使用 Couinaud 分段法。

年轻的放射科医师：为了更容易掌握 Couinaud 分段，我再进一步描述一下。在 3 条肝静脉（肝右静脉、肝中静脉和肝左静脉）汇入下腔静脉的水平上，肝右静脉的后方是 S7，肝右静脉和肝中静脉之间为 S8，肝中静脉与肝镰状韧带之间为 S4，肝镰状韧带左侧的外侧区由肝左静脉分为后上方的 S2 和前下方的 S3（图 11-1 ❸ ～ ❿）。

Cantlie 线位于胆囊（游走型胆囊除外）处，其中胆囊的右侧为 S5，左侧为 S4，并且 S5 和 S6 被肝右静脉向尾侧走行的分支分开（图 11-3）。

住院医师：原来如此。的确很容易听懂。

年轻的放射科医师：为了让大家更容易看懂影像，我按照重要的门静脉分支再进行更细致的介绍 [3]。如图 11-5 所示，S8 中的静脉来自门静脉分支，其比直地向前并向右上方走行。S8 占据了右叶膈肌下的大部分区域。这个前区的门静脉分支的前下方侧支就是 S5 的门静脉（P5）。对于后区，S7 被称为右后叶上段，S7 起始于后区的门静脉分支处，并且占据了肝脏右叶的后上部。后区的门静脉分支的侧支向下延伸就是 S6 的门静脉（P6），并且 S6 占据肝右叶的下端。另外，在肝左静脉分叉的情况下，如果仅依靠肝左静脉来区分 S2 和 S3 可能会有困惑，因此使用 P2 和 P3 作为参考更为可靠。P2 是门静脉从左支到肝镰状韧带的部分分支（图 11-1 ⓒ ➡），P3 是肝镰状韧带末端的分支（图 11-1 ⓔ ➡）。P4 也是从同一部位开始的分支。顺便说一句，门静脉在肝镰状韧带内走行的部分被称为"脐部"，因为其来源于胚胎时期的脐静脉。

　　住院医师：原来如此，我明白了。

　　年轻的放射科医师：根据目前为止的讲解，现在再一次整体地看一下图 11-1，是不是比最初的时候更容易理解了？接下来就让我们根据这些知识，来看一下实际的病例吧。

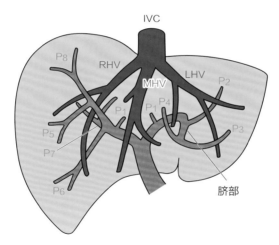

图 11-5　肝内门静脉（P）和肝静脉
MHV：肝中静脉主干；LHV：肝左静脉主干；RHV：肝右静脉主干

病例 1　50 岁女性，主诉持续发热 2 周，故来院就诊。

　　白细胞计数为 14.8×10^9/L，CRP 229 mg/L，谷草转氨酶/谷丙转氨酶（AST/ALT）94/127 ml/dl，碱性磷酸酶（ALP）2 561 mg/dl，γ-谷氨酰转移酶（γ-GTP）533 mg/dl。为寻找发热原因，患者进行了 CT 增强扫描（图 11-6，11-7）。

带教医师：检查结果显示肝胆酶及炎性反应指标升高，你在 CT 图像中有什么发现吗？

住院医师：CT 平扫图像中有一个比较难识别的稍低密度影（图 11-6 ○）。CT 增强扫描图像（平衡期）显示肝右后叶有一个直径约 15 mm 的低密度影（图 11-7 ○）。乍一看像是囊肿。

年轻的放射科医师：首先利用刚刚学到的知识，对病变的区段进行确认。由于病变位于肝右静脉（RHV）的背侧，所以考虑在后区。另外，由于该层面中所有肝静脉都靠近下腔静脉（IVC）的汇合处，并且在背侧可以看到肺部，这表明它位于肝脏上部，所以可以确定病变位于后区（S7）。那么，这个病变真的是囊肿吗？影像中的某些表现很难说明是这是囊肿，你有没有注意到？

住院医师：嗯。我观察到两点，第一，病变的密度比水高，并且在 CT 平扫图像中边界不清晰，周围有低密度影（图 11-6 ►）。第二，在 CT 增强扫描图像（平衡期）中能看到低密度影周围有环状增强影（图 11-7 ►）。

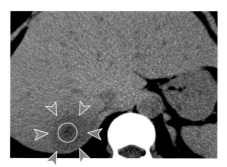

图 11-6　CT 平扫图像（肝上部层面）

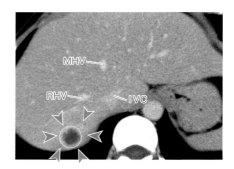

图 11-7　CT 增强扫描图像（平衡期，肝上部层面）

带教医师：CT 平扫图像中病变的密度比水高可解释为病变存在血性成分及蛋白质，除此之外的影像特征就无法提示是否为囊肿了。环状增强影的出现提示什么呢？

住院医师：肝脏病变的环状增强影一般出现于腺癌（特别是胃癌及结肠癌等）的转移。除此以外，脓肿的边缘也会出现环状增强影。根据本病例的临床情况，我觉得肝脓肿的可能性最大。

年轻的放射科医师：看来你做了很多功课呀。本病例临床诊断的确为肝脓肿，并且使用抗菌药物后病变消失了。除非经过长时间随访评估，否则通常很难将其与肿瘤性病变（如腺癌转移）相鉴别，但动态 CT 检查可以鉴别。

住院医师：动态 CT？ 那是什么？

带教医师：接下来就让我们来了解一下动态 CT。

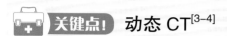 **关键点！** **动态 CT**[3-4]

动态 CT 是将对比剂快速注入静脉后进行的 CT 扫描，可以获得动脉期和门脉期等反映血流动态的多时相图像，以便对病变以及脏器的供血情况进行评估。

● **动脉早期（早期相）**

考虑到对比剂到达腹主动脉的时间，在相同层面，在对比剂到达腹主动脉之前 10 秒进行扫描，可以对病变以及脏器的供血情况进行评估（图 11-8）[3,4,6]。通常，在注射对比剂后 30 ~ 45 秒进行扫描。动脉早期应该确认的是门静脉中度以上增强，而肝静脉还未增强。即使在同一个早期阶段，早期成像被认为只适用于动脉的选择性成像，如血管 3D CT。而晚期成像被认为适用于器官和富于血供病变的对比增强，并且有可能在一次呼吸暂停中进行两个时相的成像 [4]。

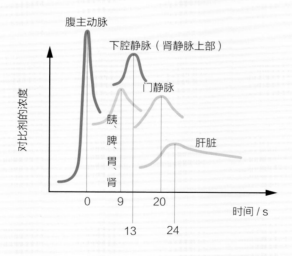

图 11-8　各种脏器的对比剂浓度峰值时间差 [3]

● **门脉早期（实质期）**

流入肝脏的血液量，门静脉与肝动脉之比 3∶1，所以肝实质的增强易受门静脉血流的影响，其对比剂的浓度峰值比其他脏器更低。注射开始后 60 ~ 70 秒进行扫描，即可获得门脉早期的图像（图 11-9）。

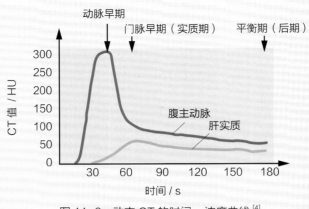

图 11-9 动态 CT 的时间 - 浓度曲线 [4]

● 平衡期（后期相）

随着血管内的对比剂从毛细血管向组织液渗透，血管内的对比剂浓度达到平衡状态。通常 CT 增强扫描图像显示的都是平衡期的图像。通常在注射后 130 ~ 180 秒进行扫描。由于在具有较高细胞密度的组织中每单位体积内组织液的量较小，因此在平衡期之后，在具有更多细胞成分的组织中，对比效果降低 [3]。

肝细胞肝癌在动态 CT 中呈现"快进快出（washout）"的特点，这是因为肝细胞肝癌主要由肝动脉供血，所以在动脉早期增强很明显，肿瘤组织的细胞比较多，所以在平衡期对比效果降低。

住院医师：动态 CT 的扫描时间十分重要啊。

带教医师：是的，作为参考，图 11-8 介绍了从对比剂到达腹主动脉开始计时，肝脏、胃、胰腺、脾和肾脏等器官中造影效果达到峰值所需的时间。

住院医师：在图 11-8 中，由腹主动脉供血的器官（如胰腺、脾脏、胃和肾脏等）的增强一般在腹主动脉增强后约 10 秒、下腔静脉增强之后 4 ~ 5 秒出现。

年轻的放射科医师：胰腺、脾、胃和肾脏等增强之后的 10 秒左右，肝脏从门静脉获得更多的血液回流，所以在此之后的 4 ~ 5 秒，肝脏内的对比剂浓度达到峰值。

带教医师：是的。了解这些血流动力学知识将会帮助我们对动态 CT 有更深入的了解。图 11-9 显示的是在腹部常规动态 CT 检查中使用 100 ml 碘对比剂（碘浓度为 300 mg/ml），在 30 秒内注入后对比剂的浓度与时间的关系。腹主动脉在注射后 40 秒时达到对比剂的浓度峰值，肝实质则在注射后 60 ~ 70 秒时达到对比剂的浓度峰值。

　　年轻的放射科医师：动态 CT 的增强对比模式不仅可以用于判断正常的解剖结构，还可以用于诊断病变。例如，在发现肝脏有肿瘤样病变的情况下，在早期至实质期都不增强的是囊肿；仅在早期可见病变边缘增强，并且对比剂在实质期向病变内扩散，则说明病变是血管瘤；而肝细胞肝癌则表现为整个肿瘤在早期增强十分明显，而实质期增强效果迅速消退。

　　住院医师：如果进行动态 CT 检查，则可以获得很多在 CT 增强扫描中无法获得的信息。

　　年轻的放射科医师：既然已经对动态 CT 了解清楚了，那就让我们回到刚刚的肝脓肿的病例。图 11-10 是本例肝脓肿患者的动态 CT 早期相图像，通过图像可以观察到肝脓肿的特征。那么接下来就让我们学习一下肝脓肿的概念、病因和它在动态 CT 中的特征。

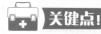 **关键点！** **肝脓肿（hepatic abscess）**[5, 7-10]

　　● **概念**

　　肝脓肿是由细菌、真菌或原虫等多种微生物引起的肝脏化脓性病变。根据其致病微生物，可以将其分为细菌性和非细菌性（致病的微生物为阿米巴原虫或真菌），还可以根据其数量（分为孤立性和多发性）和大小（分为微观的和宏观的）进行分类。孤立性肝脓肿常为胆道感染所致。此外，免疫力较弱的患者发生的真菌性肝脓肿通常为微观脓肿[5]。

　　● **病因**

　　①胆道感染（逆行性胆管炎、胆管结石、胰腺炎和胆道肿瘤造成的胆管闭塞等）。②经门静脉感染（结肠阿米巴病、阑尾炎、憩室炎和肠炎等）。③经动脉感染（主要病因）。④相邻器官的直接感染（胆囊炎和十二指肠溃疡穿孔等）。⑤外伤（贯穿性外伤）。⑥医源性。⑦特发性。

　　● **动态 CT 所见**

　　肝脓肿影像有随时间的变化而变化的特点。初期坏死及脓腔比较少时，病变在影像中类似于实体肿瘤。随着内部脓液积聚，病变的密度降低，边缘变得模糊。当慢性化后，边缘会发生纤维化并且密度降低。

以下为典型肝脓肿的 CT 所见。

• CT 平扫图像中，脓肿的边缘为低密度影（其 CT 值比一般囊肿的 CT 值高 20 ~ 40 HU）。

• 动态 CT 早期相，脓肿无增强（图 11-10a），周围结构有增强（考虑是脓肿壁）（图 11-10b），同时还能看到周围增强效果较差的区域（考虑周围肝实质反应性水肿）（图 11-10c）。

• 以双重方式包围脓肿腔的形态（脓肿壁和周围肝实质的反应性水肿）也被称为"双靶征"，这是肝脓肿的特异性表现。另外，在脓肿周围可见一过性的区域性或楔形高密度影（图 11-10➤），这也是肝脓肿的特异性表现之一。据报道，在 67% 的肝脓肿中可发现信号区域性增强[7]，这时由于肝脓肿引起炎症扩散，周围肝实质的门静脉分支变窄甚至闭塞，门静脉的血流减少，动脉血流代偿性增加。

• 动态 CT 平衡期，早期图像中反应性水肿的部分增强，导致脓肿壁增厚（图 11-11）。另外区域性增强也变得不可见（正常肝组织也增强）。

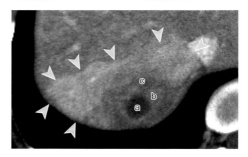

图 11-10　动态 CT 图像（早期相，肝上部层面）

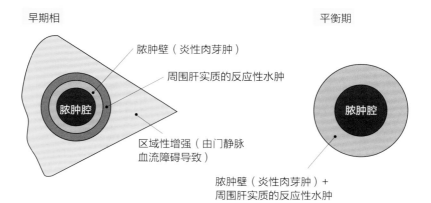

图 11-11　肝脓肿的动态 CT 增强特征[7]

带教医师：诊断肝脓肿的临床依据是发热、肝胆酶水平升高和炎症反应指标阳性等。影像学表现方面，如果发现动态 CT 中有环状增强或一过性区域性增强等，应该可以确诊为肝脓肿。因此，如果怀疑肝脓肿，一定要做动态 CT 检查。另外需要注意的是，如果进行 CT 增强扫描（平衡期），乍一看图像可能会认为是囊肿。

年轻的放射科医师：让我们接着看下一个病例，与肝脏相关的急腹症，你们在图像（图 11-12，11-13）中有什么发现吗？

> **病例 2**　　22 岁女性，主诉持续性腹痛 2 日。

体温 38.9℃，白细胞计数为 12.1×10^9 /L，CRP 55.1 mg/L，谷草转氨酶 / 谷丙转氨酶（AST/ALT）15/9 ml/dl。为了寻找腹痛原因，进行 CT 增强扫描。

住院医师：在 CT 平扫图像和动态 CT 图像平衡期都未发现明显异常，在动态 CT 图像早期相发现肝 S4 前部有不均匀条状增强（图 11-13 ➤）。这到底是什么？

带教医师：你观察得很仔细。动态 CT 是在怀疑有某种疾病的情况下进行的，除非在动态 CT 图像的早期相，否则通常很难发现某些病变。

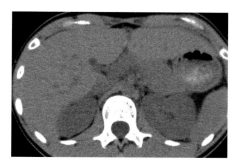

图 11-12　CT 平扫图像

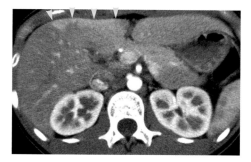

图 11-13　动态 CT 图像（早期相）

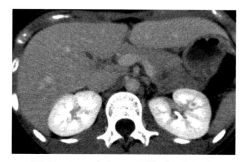

图 11-14　动态 CT 图像（平衡期）

年轻的放射科医师："某种疾病"在这里指的是 Fitz-Hugh-Curtis 综合征。这个名字你可能没有听说过，接下来让我们来学习一下。

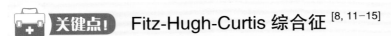 **关键点！** **Fitz-Hugh-Curtis 综合征**[8, 11-15]

● 概念

此指盆腔内的感染蔓延至腹腔并伴有局限性肝周围炎。自从 1930 年 Curtis 和 Fitz-Hugh 报道该病以来，该病就被称为 Fitz-Hugh-Curtis 综合征。其中很多患者是性生活丰富的年轻女性。在最初的报道中，大多数患者的发病是由淋病引起的，但最近发现的致病微生物大多是沙眼衣原体。通过腹腔镜检查来明确诊断很重要，因为它可以发现急性期的肝周围炎以及在慢性期肝脏表面与腹壁之间的小提琴样粘连，但由于该病可以通过应用抗菌药物缓解，因此通常无须进行腹腔镜手术，依据典型的症状、血清学检查和影像学检查结果就可以做出诊断。

● 临床表现

患者经常发生上腹部疼痛（90.3%）、下腹部疼痛（64.6%）和发热（54.9%）等，大多数情况下，改变体位和呼吸会使疼痛加重（因为肝周围炎使肝被膜及腹膜受到刺激）。由于衣原体感染盆腔后的致病性较弱，因此患者通常没有提示盆腔感染的临床表现，相关报道也非常罕见[2]。血液检查显示白细胞计数和 CRP 水平升高，但肝酶水平升高者仅占 4.5%[11]。其原因是炎症局限在肝脏表面，而没有浸润到肝实质的深部。

● 影像所见

急性期的超声检查和 CT 平扫较难发现病变，动态 CT 早期相可以显示肝脏表面的条状增强特征，考虑为与炎症相关的肝被膜以及肝被膜下的肝实质血流量增加。特别是在内侧区至右叶外侧面较明显，而在肝裸区、肝右叶内侧面、尾状叶周围和外侧后区的被膜等区域很少能发现，原因是致病微生物从盆腔内经过右结肠旁沟而感染腹膜。在 Fitz-Hugh-Curtis 综合征的急性期，动态 CT 的晚期（常规的 CT 增强扫描）不会出现异常增强，或者即使存在，由于与肝实质的对比度很低，很容易被忽视。但是在慢性期发生纤维化时，即使在平衡期，也能看到带状的增强影。

住院医师：原来是这样的疾病啊，我一定牢记。

带教医师：遇到年轻女性主诉右侧肋部至上腹部疼痛，腹部超声及上消化道内镜等未发现任何异常时，需要考虑该病。诊断和治疗急性期 Fitz-Hugh-Curtis 综合征很重要，但是在急性期，常规的 CT 增强扫描是不够的，必须进行动态 CT 检查，这一点很重要。在急性期使用适当的抗菌药物后，2 周以内症状会消失，并且 CT 图像表现也会恢复正常 [8]。另外，有报道称，由于错过了急性期的治疗，小提琴样粘连会因内疝而引起肠梗阻 [11]。在动态 CT 图像中一定要准确掌握不同时相的影像特征并进行正确的诊断和治疗。不要将肝脓肿误认为囊肿，并且准确地在急性期诊断出 Fitz-Hugh-Curtis 综合征，这两者的诊断关键都是动态 CT 检查。在急诊，如果遇到疑似病例，请务必进行动态 CT 检查。

参考文献

[1]　「EOB・プリモビストを用いた MRI 検査の結果説明用紙」（伊東克能 監修），バイエル薬品株式会社，2010.

[2]　「原発性肝癌取扱い規約　第 5 版補訂版」（日本肝臓研究会 編），pp8-11，金原出版，2009.

[3]　「腹部 CT 診断 120 ステップ」（荒木 力 著），pp5-33，中外医学社，2002.

[4]　「腹部の CT　第 2 版」（平松京一 監修／栗林幸男，谷本伸弘，陣崎雅弘 編），pp78-93，メディカル・サイエンス・インターナショナル，2010.

[5]　「肝胆膵の画像診断—CT・MRI を中心に—」（山下康行 編著），pp14-23，192-197，秀潤社，2010.

[6]　「CT 造影理論」（市川智章 編），医学書院，pp117-184，2004.

[7]　蒲田敏文，松井 修：肝炎症性腫瘤—肝膿瘍を中心に—，画像診断，25: 318-327，2005.

[8]　「ここまでわかる急性腹症の CT　第 2 版」（荒木 力 著），pp241-249，メディカル・サイエンス・インターナショナル，2009.

[9]　Gabata, T., et al. : Dynamic CT of hepatic abscesses: Significance of transient segmental enhancement. AJR, 176 : 675-679, 2001.

[10]　Koenraad, F.M., et al. : The infected liver: Radiologic-pathologic correlation. Radiographics, 24 : 937-955, 2004.

[11]　早川弘輝，他：クラミジア感染による肝周囲炎（Fitz-Hugh-Curtis 症候群）が原因と考

えられるイレウスの 1 手術例 . 日消外会誌 , 34: 1331-1335, 2001.

[12] Yang, H.W., et al. : Clinical feature of Fitz-Hugh-Curtis syndrome: analysis of 25 cases. Korean J Hepatol, 14 : 178-184, 2008.

[13] 宮良哲博 , 村山貞之：The key to case of May. 画像診断 , 29: 926-928, 2009.

[14] Nishie, A., et al. : Fitz-Hugh-Curtis syndrome: radiologic manifestation. J ComptAssist Tomogr, 27 : 786-791, 2003.

[15] Tsubuku, M., et al. : Fitz-Hugh-Curtis syndrome: liner contrast enhancement of the surface of the liver on CT. J Compt Assist Tomogr, 26 : 456-458, 2002.

课程 12　强化胆囊和胰腺的影像诊断

局部解剖结构的重点以及发现病变的方法

病例 1　78 岁女性，主诉一天前上腹部疼痛，恶心呕吐，来院就诊。

体温 37.7℃，白细胞计数为 9.9×10^9 /L，CRP 4.1 mg/L，谷草转氨酶 / 谷丙转氨酶（AST/ALT）794/415 ml/dl，ALP 1767 mg/dl，γ-谷氨酰转移酶（γ-GTP）703 mg/dl。腹部超声检查显示胆总管扩张，为进一步诊断进行了 CT（图 12-1 ~ 12-5）和磁共振胰胆管造影（magnetic resonance cholangiopancreatography，MRCP）（图 12-6）检查。

带教医师：在图像中有什么发现吗？

住院医师：胆总管有高密度影，考虑为结石（图 12-3 ~ 12-6 ○），上游胆管扩张。应该是胆总管结石的表现。

年轻的放射科医师：回答正确。这次将解剖知识和实际病例结合在一起学习，并且会对胆管的部位名称和扩张的标准等加以说明。首先，胆结石在胆总管内的哪个部位？

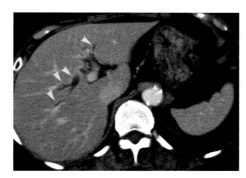 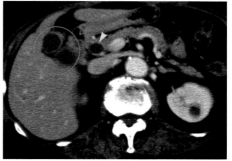

图 12-1　CT 增强扫描图像（肝门部层面）　　图 12-2　CT 增强扫描图像（胆管中下部层面）

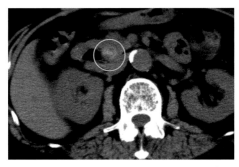

图 12-3　CT 平扫图像（胆管下部层面）

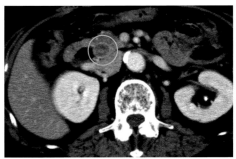

图 12-4　CT 增强扫描图像（胆管下部层面）

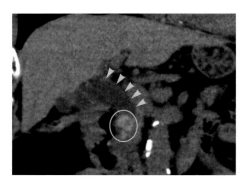

图 12-5　CT 平扫图像（冠状位 MRP 图像）

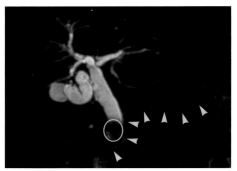

图 12-6　MRCP 图像

住院医师：感觉在下方，不知道是否正确。

带教医师：那就让我们先来学习一下胆道的解剖结构吧。请看图 12-7。

关键点！ 胆道的解剖结构（图 12-7）[1-3]

● 胆道

是指肝细胞分泌的胆汁流出到十二指肠的路径，从胆管到肝胰壶腹乳头开口的路径大致分为肝内胆管系统和肝外胆道系统（但是胆管癌处理条例[4]中的"胆管"是指肝外胆道系统）。

● 肝内胆管系统

指的是肝左管和肝右管汇合之前的部分，与门静脉并行。肝内胆管直径大于 2 mm 时可以在 CT 图像上显示出来，这时候应该考虑是否存在梗阻。

● 肝外胆道系统

包括胆总管、胆囊和壶腹乳头部（图 12-7A）。胆总管包括胆管上部、胆管中部和胆管下部。

● 肝总管

指从肝内肝左管和肝右管至汇合部下方的部分。此外，肝右管、肝左管和胆管上部合并的区域是肝管汇合处。

● 胆管上部至胆管下部

将肝总管下缘至胰腺上缘的胆总管平分为两部分，上方 1/2 为胆管上部，下方 1/2 为胆管下部，胆管下部是从胰腺上缘开始穿过十二指肠的部分。要注意的是，这些分段和胆管汇合处无关（胆管汇合处通常有变化，所以不适合作为标准）。

肝左管和肝右管的长度一般为 5 mm 以下，胆总管长度为 8 mm 以下，胆囊摘除后有轻度扩张（长度为 10 mm 以下），高龄者也会有扩张的倾向。胆管空肠吻合术后（特别是肝内）可见胆管内有空气，称为胆道积气（pneumobilia）。要注意的是，它与门静脉积气完全不同。如果在中央看到树枝状的气体，则需要和未到达肝脏的门静脉积气进行鉴别。

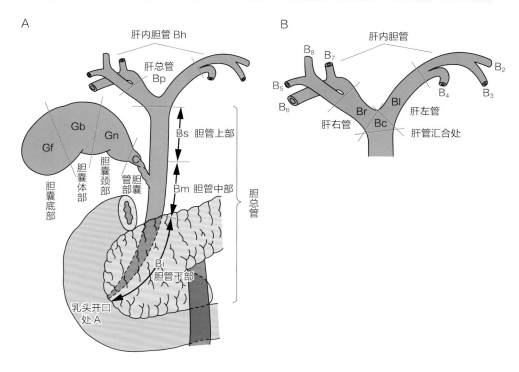

图 12-7 胆道解剖结构示意（A）肝总管分区（B）[4]

● 胆囊

外观呈梨形，胆囊窝在肝脏面。胆囊分为 3 部分，分别是底部、体部和颈部，胆囊管与胆总管汇合。胆囊壁厚度一般为 1 ~ 3 mm（通常不超过 2 mm），超过 4 mm 时则应考虑肥厚。但是需要注意的是胆囊壁的厚度和胆囊内胆汁的充盈程序相关（胆囊收缩）。例如健康人进食后马上进行超声检查，可见胆囊收缩胆囊壁变厚。胆汁的 CT 值一般为 0 ~ 25 HU，和水的密度相近，也有密度增高的情况，例如对比剂增强检查后、胆汁钙化和胆道出血（原因是肿瘤、炎症、外伤或者医源性损伤等）。

住院医师：原来如此，学习了。本病例提示胰腺内走行的胆管有结石，考虑为胆管下部结石。

年轻的放射科医师：是的。另外，沿门静脉行走的肝内胆管有 3 mm 左右的轻度扩张（图 12-1 ▶），胆囊 - 胆囊管（图 12-2 ○）及胆总管（图 12-2，12-5 ▶，直径 12 mm）也有扩张。接下来，让我们继续学习一下胆总管结石。

🏥 **关键点！** 胆总管结石[5]

• 胆总管结石指的是由感染引起的结石（原发性胆管结石）和落入胆总管的结石（继发性胆管结石）。通常在发生黄疸、发热和疼痛时发现。可能发展成致命性的急性化脓性胆管炎。原则上，无症状的病例也需要治疗。另外，胆总管结石也是胰腺炎的病因之一。

• 也有报道称，由于钙的含量不同，无法通过 CT 图像观察到部分结石，并且 CT 无法检测到 10% ~ 20% 的胆囊结石和 10% 的胆管结石[6]。因此，即使在 CT 图像中未发现结石也不能确诊没有结石。另外，中度胆管结石一般都显示高密度，CT 增强扫描的检出率比较低（周围组织吸收值上升，且窗宽和窗位设置的比 CT 平扫高），所以不要忘记观察 CT 平扫图像（请参考图 12-3，12-5，在 CT 平扫图像中可以观察到结石）。另外，在有梗阻的情况下，结石上游的胆管或者胆囊会有明显扩张。

• 包括 MRCP 在内的 MRI，例如 T_2 加权像中的胆汁高信号充盈缺损提示结石（请参考课程 13）。

带教医师：MRCP 对于评价胆道系统有很重要的作用，接下来就让我们来学习一下。

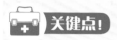 **MRCP**[7-8]

● MRCP

MRCP 是重 T_2 加权像（heavily T_2-weighted image），只对液体成像，因此是一种应用于胆道系统的 MR 水成像，类似于内镜逆行胰胆管造影术（endoscopic regrograde cholangiopancreatography，ERCP）图像。

● MRCP 和 ERCP 的区别（表 12-1）

一般初步筛查使用 MRCP，进一步检查、活检和治疗时使用 ERCP。ERCP 实施前，会进行 MRCP 影像评估。

表 12-1　MRCP 和 ERCP 的区别

MRCP	①非创伤性（只需躺在床上并使用对比剂） ②可对远处梗阻（如肿瘤造成的梗阻）进行评价（ERCP 对梗阻部位的上游进行造影比较困难） ③急性胰腺炎和胃切除术后的患者也可以检查（急性胰腺炎是 ERCP 的禁忌证，胃癌切除术后也无法使用 ERCP） ④可以在自然的状态下进行观察（ECRP 需要通过压力注入对比剂）
ERCP	①分辨率高（MRCP 对于细微病变诊断能力较弱） ②可以进行活检 ③可进行支架放置及引流等治疗

● MRCP 的适应证

①胰管及胆管异常：胰管胆管连接异常、胰管发育异常、先天性胆道扩张（如胆总管囊肿）、原发性硬化性胆管炎和其他胆管、胰管扩张或者狭窄。

②囊肿性病变：胰腺囊性肿块和胆管囊肿等。

③胆总管结石（顺便说一下，胆囊结石的首选检查是超声检查）。

住院医师：原来如此，理解了。MRCP 对于胰管的评价很有作用呢。

年轻的放射科医师：是的。现在让我们来学习一下胰腺及主胰管的解剖结构。

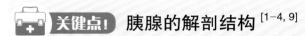 **胰腺的解剖结构** [1-4, 9]

● 胰腺

分为胰头（包括钩突）、胰体和胰尾（图 12-8）。胰头和胰体之间的下缘间隙内，肠系膜上静脉（SMV）在此处经过。以肠系膜上静脉的左侧缘为界，右侧为胰头（Ph），左侧分为胰体（Pb）和尾部（Pt）。肠系膜上静脉向后突出的部分称为钩突（UP）。

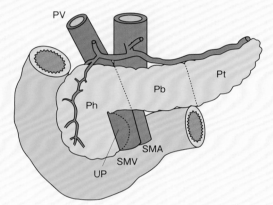

Ph：胰头部
Pb：胰体部
Pt：胰尾部
PV：门静脉
SMA：肠系膜上动脉
SMV：肠系膜上静脉
UP：钩突

图 12-8 胰腺各部位名称 [10]

胰头位于左肾静脉和下腔静脉交汇处的腹侧（图 12-9，12-11），胰尾位于脾静脉的前方（图 12-9，12-11），胰尾位于脾门处（图 12-9）。

● 胰腺的形状、大小和实质密度

根据年龄的不同，个体差异也很大。胰腺萎缩的标准为胰腺宽度小于椎体（通常为 L2）宽度的 1/3，胰腺肿大的定义为胰腺宽度大于椎体（通常为 L2）宽度的 3/4，胰腺实质前后径的标准值为胰头 20 ~ 30 mm，胰体 15 ~ 20 mm，胰尾 15 mm，但总体平衡很重要。

此外，年轻人的胰腺呈均匀的软组织密度，但在老年人中，由于脂肪被代替了，所以呈现分叶状结构。在某些情况下，由于过脂肪过多，实质可能很难被识别。

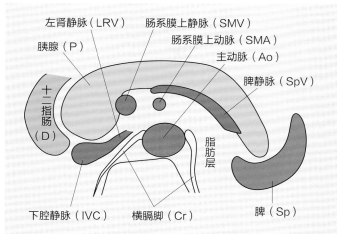

左肾静脉（LRV）　肠系膜上静脉（SMV）

胰腺（P）　肠系膜上动脉（SMA）

主动脉（Ao）

脾静脉（SpV）

十二指肠（D）

脂肪层

下腔静脉（IVC）　横膈脚（Cr）　脾（Sp）

Ao：aorta

Cr：crus of diaphragm

D：duodenum

IVC：inferior vena cava

LRV：left renal vein

P：pancreas

SMA：superior mesenteric artery

SMV：superior mesenteric vein

Sp：spleen

SpV：splenic vein

图 12-9　胰腺周围的结构[9]

● 主胰管（main pancreatic duct，MPD）

主胰管从胰体尾部中心通过，从胰头部的背侧下降，并向肝胰壶腹乳头开口（图 12-10 Vp）。副胰管开口于乳头上方的十二指肠小乳头，又称"Santorini管"（图 12-10 S）。一般胰管直径大于 3 mm 为胰管扩张，主胰管通常从头部到尾部逐渐狭窄。表 12-2 所示的病理状况可见胰管扩张。

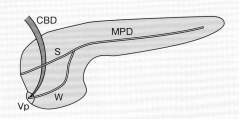

CBD

MPD

S

Vp　W

图 12-10　主胰管的走行[1]

CBD：胆总管

表 12-2　主胰管扩张的鉴别诊断[11]

- 慢性胰腺炎（胰管扩张的主要原因，约占 52%）
- 胰腺癌，乳头部癌
- 远端胆总管结石
- 胰腺导管内乳头状黏液性肿瘤（intraductal papillary mucinous neoplasm，IPMN；强扩张时考虑恶性）
- 高龄（由于胰腺实质萎缩而扩张）

住院医师：今天解剖学知识太多了，有点累了。

带教医师：还有一点，加油，我们最后通过实际的病例来应用一下所学知识。

> **病例 2** 54 岁男性，主诉背部疼痛，来院就诊。
>
> 血清总胆红素（T-Bil）2.0 mg/L，血清淀粉酶 126 U/L，CA19-9 766 U/ml。腹部超声提示怀疑胰腺癌，为进一步检查进行了 CT 增强扫描和 MRCP。

带教医师：首先将图 12-11 中涉及的解剖学内容进行复习，本病例有很明显的胆总管和主胰管扩张。

住院医师：是的，怀疑在下游有梗阻，顺着扩张的胆管和主胰管向肝胰壶腹乳头侧移动，可以看到 SMV 右侧的胰腺（主要是胰头）中存在不规则的低密度团块，前面的主胰管（图 12-12，12-13 ➡）和胆总管（图 12-12，12-13 ➡）出现截断，我们怀疑胰头癌造成了主胰管和胆总管的梗阻。

年轻的放射科医师：回答正确。胰腺癌组织中有很丰富的纤维成分，一般造影呈延迟增强。也就是说，动态 CT 胰腺实质期呈低密度，平衡期胰腺实质的边界变得模糊。实际上，除非怀疑有胰腺疾病，否则很少进行动态 CT 检查，并且胰腺癌在体积较小的情况下很难被识别，因此，早期的间接发现（如主胰管扩张）就变得非常重要。

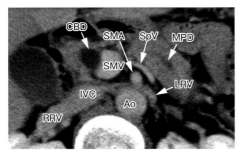

图 12-11 CT 增强扫描图像（平衡期，胰头层面）

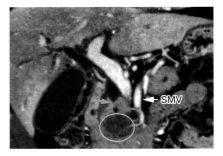

图 12-12 动态 CT 胰腺实质期图像（冠状位 MPR 成像）

Ao：aorta（大动脉）

CBD：common bile duct（胆总管）

IVC：inferior vena cava（下腔静脉）

LRV：left renal vein（左肾静脉）

MPD：main pancreatic duct（主胰管）

RRV：right renal vein（右肾静脉）

SMA：superior mesenteric artery（肠系膜上动脉）

SMV：superior mesenteric vein（肠系膜上静脉）

SpV：splenic vein（脾静脉）

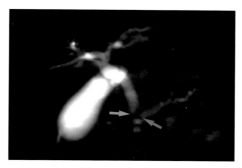

图 12-13　MRCP

　　带教医师：这次以胰腺和胆囊为主进行了学习，你们应该已经能感受到通过 MPR 和 MRCP 进行诊断是十分有效的。让我们牢牢记住解剖学知识，以便可以准确地发现和诊断病灶。

参考文献

[1]　「腹部の CT　第 2 版」（平松京一 監修／栗林幸男，谷本伸弘，陣崎雅弘 編），pp167-262, メディカル・サイエンス・インターナショナル , 2010.

[2]　「CT，MRI 解剖学辞典」，多田信平，石井千佳子，入江健夫 著，pp127-137, ベクトル・コア , 2001.

[3]　「肝胆膵の画像診断 ― CT・MRI を中心に―」，山下康行 編著，pp284-299, pp380-439, 秀潤社 , 2010.

[4]　「胆道癌取扱い規約　第 5 版」（日本胆道外科学会 編），金原出版 , 2003.

[5]　「ここまでわかる急性腹症の CT　第 2 版」，荒木 力 著，pp227-231, メディカル・サイエンス・インターナショナル , 2009.

[6]　Barakos, J.A., et al. : Cholelithiasis : evaluation with CT. Radiology, 162 : 415-418, 1987.

[7]　「正常画像と並べてわかる　腹部・骨盤部 MRI　ここが読影のポイント」（扇 和之，横手宏之 編），pp202-206, 羊土社 , 2007.

[8]　「改訂版 MRI データブック　最新用語辞典」（土屋一洋 監修／扇 和之 編），pp184-189, メジカルビュー社 , 2010.

[9]　「腹部 CT 診断 120 ステップ」，荒木 力 著，pp137-141, 中外医学社 , 2002.

[10]　「膵癌取扱い規約　第 6 版」（日本膵臓学会 編），金原出版 , 2009.

[11]　Edge, M.D., et al. : Clinical significance of main pancreatic duct dilation on computed tomography: single and double duct dilation. World Gastroenterol., 13: 1701-1705, 2007.

课程 13　对肾脏造影充盈缺损区域应该如何考虑？

病例 1　31 岁女性，右侧背部疼痛，尿检和血液检查怀疑尿路感染，后又进行了 CT 检查。

体温 38.8℃，白细胞计数为 12.8×10^9/L，CRP 75 mg/L，血尿（2+），尿蛋白（2+）。

■ 讨论

　　带教医师：临床诊断怀疑尿路感染，所以进行了 CT 检查，大家在图像中有什么发现？

　　住院医师：在 CT 平扫图像中（图 13-1）未见明显异常。但是 CT 增强扫描图像显示右侧肾实质内有多个楔形和斑块状的低密度区域（图 13-2 ➡️ ）。考虑的病变是肾盂肾炎。

　　带教医师：你的准备工作很充足。但是比起肾盂肾炎，急性局灶性细菌性肾炎（acute focal bacterial nephritis，AFBN）是不是更符合这种影像学表现？

　　住院医师：第一次听说 AFBN，这和肾盂肾炎有什么不一样的地方？

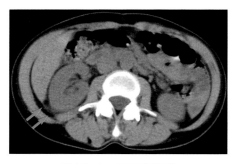

图 13-1　CT 平扫图像

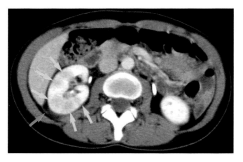

图 13-2　CT 增强扫描图像（右肾门层面）

带教医师：AFBN 是指肾实质中有很严重的局灶性细菌感染，但通常认为这是肾盂肾炎进展而没有液化（脓肿）的状态 [1-2]。也就是说，病变进展的过程是从肾盂肾炎进展为 AFBN，再进展为肾脓肿。但是 AFBN 不仅从肾盂肾炎演变而来，血行性的细菌感染也会引起 AFBN，所以尿检提示异常时一定要注意。它们在 CT 图像中的表现如下 [3]。

🧰 关键点！

① 肾盂肾炎：增强早期相（动脉早期或皮质期）可以观察到局灶性的低密度区域（楔形状凸起），增强平衡期，病变的密度和周围肾实质一样。

② AFBN：局灶性低密度影持续直到平衡期，增强效果不完全消失。

③ 肾脓肿：部分病灶的任何增强图像都没有增强效果（也就是所谓的液化），一直存在低密度影。同样部位的 CT 平扫图像中也显示该部分的密度（和水的密度相近）比正常肾实质密度低。

住院医师：原来如此，CT 增强扫描对诊断尿路感染的严重程度也很重要。如果还有其他的关键点，也请告诉我。

年轻的放射科医师：怀疑患者有肾脏疾病的时候，不应该只观察局部，也应该注意观察肾周围的组织。仔细观察此病例后可以发现肾筋膜增厚及右肾脂肪间隙层紊乱（密度升高）（图 13-1，13-2 ➡）。

住院医师：肾筋膜？肾周围间隙？虽然听说过，但是具体的结构我不是很明白。

带教医师：那接下来就让我们学习一下相关的解剖学知识。

🧰 关键点！

图 13-3 所示的腹膜被肾筋膜（Gerota fascia）和侧锥筋膜分为肾旁前间隙（　）、肾周间隙（　）和肾旁后间隙（　）。

①肾旁前间隙：由腹膜、肾前筋膜和侧锥筋膜形成的一个间隙，其内包含胰腺、十二指肠、升结肠和降结肠。

②肾周围间隙：由前后筋膜包围而形成的间隙，里面包含肾及肾上腺。另外，如图 13-4 所示，肾周围间隙被分隔成多个间隔。这种间隔被称为肾周

间隙内桥间隔，简称为桥隔（bridging septum）。它有以下 3 种类型：和肾被膜平行走行的（图 13-4A），将肾筋膜和肾被膜连接起来的（图 13-4B），以及连接前后肾筋膜的（图 13-4C）[6]。

③肾旁后间隙：肾旁后间隙指肾旁后筋膜、腹横筋膜和腰大肌筋膜包围的区域，没有其他特定器官，外侧与腹膜外脂肪相连。

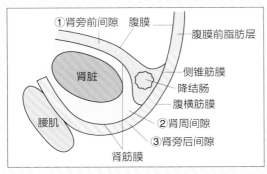

图 13-3　肾周间隙及后腹膜的构造（横断面）[4]

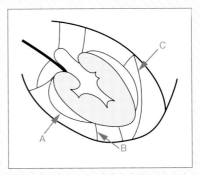

图 13-4　肾周围间隙的构造 [5]

住院医师：我明白解剖结构了。肾筋膜的增厚和脂肪层的紊乱在病理方面有什么意义？

带教医师：肾筋膜和桥隔的增厚，或肾周围脂肪间隙的紊乱其实在炎症（包括肾炎和肾脓肿）、肾周围血肿、肾梗死和肾肿瘤等许多病变中可见 [6]。尽管它是非特异性的，但它具有很高的敏感性，可以通过简单的 CT 检查发现。但是健康人的肾筋膜和桥隔也可能增厚，所以需要留意左右两侧的区别以及临床的症状。

年轻的放射科医师：接下来让我们来看一下病例 2。

病例 2　43 岁男性，主诉背部疼痛来院就诊。血液检查怀疑急性胰腺炎，因此进行了 CT 检查。

住院医师：在图 13-5 和图 13-6 中，肾旁前间隙有渗出液滞留（➡），前肾筋膜增厚（➡），桥隔增厚（➡）及肾周围间隙脂肪层紊乱（➡）。这可能由急性胰腺炎的炎症变化造成。

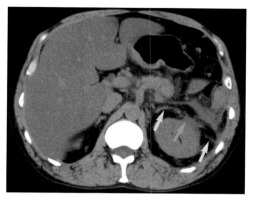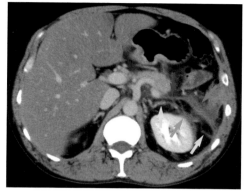

图 13-5　CT 平扫图像（左肾中极层面）　　　图 13-6　CT 增强扫描图像（左肾中极层面）

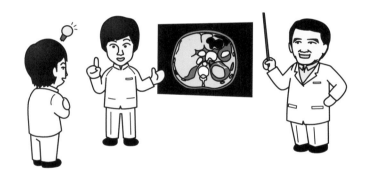

　　年轻的放射科医师：是这样的，另外，前肾筋膜可防止胰腺炎（和前肾旁间隙的炎症）扩散到肾周围间隙。肾筋膜在防止肾旁前间隙、肾旁后间隙和肾周围间隙病变的发展中起到作用。

　　带教医师：那就让我们讨论一下最后一个病例。这个病例看上去和病例 1 类似，你们有什么发现吗？

病例 3　81 岁女性，左腹疼痛数日。尿液和血液检查无明显异常，之后进一步进行了 CT 检查。

　　白细胞计数为 $14.1 \times 10^9/L$，CRP 4 mg/L，尿检全部阴性。

　　住院医师：和之前的病例 1 相比，本病例的低密度区范围更大（图 13-7，13-8），左肾病变可能不是 AFBN 或脓肿。

带教医师：在本病例的图像中需要注意的是，沿着左肾被膜有高密度条状影（图 13-8 ➡️ ）。这种阴影被称为皮质边缘征，是肾梗死的特别征象。

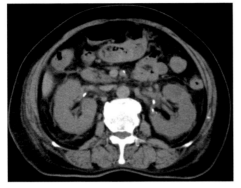 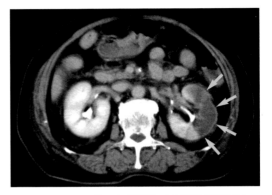

图 13-7　CT 平扫图像（两侧肾门层面）　　　图 13-8　CT 增强扫描图像（两侧肾门层面）

🧰 关键点！ 皮质边缘征（cortical rim sign）

- 指皮层有沿着被膜的条状增强影，被膜下的血供被认为来自肾被膜动脉以及肾盂和输尿管动脉等的侧支 [7]。
- 约有 50% 肾梗死出现皮质边缘征，但除肾梗死外，它还出现于急性肾皮质坏死、急性肾小管坏死、肾静脉血栓和肾脓肿等 [8]。
- 另外，一般肾梗死后 8 小时出现皮质边缘征，也有报道称 1 周后所有病例都可以出现该征象 [9]。

住院医师：原来如此。"未增强的区域就是炎症病灶"这个说法是不准确的。另外，CT 平扫对于肾梗死的诊断有困难，所以 CT 增强扫描是必需的。

带教医师：是的。肾梗死的危险因素有梗死（心脏病患者、导管检查和手术），外伤、败血症、血管炎和血栓等。但是在健康的人群中也可能突然发生，所以即使没有基础疾病的也不能排除。还有，众所周知，它的临床表现为腹痛、恶心、发热和血清酶（乳酸脱氢酶和氨基转移酶）升高，但这些都是非特异性的表现，因此如果有不明原因的发热或腹痛，大多数情况下还是要进行 CT 检查。因此，我们一定要熟悉相关影像特征，以便准确地诊断，以及与尿路感染进行鉴别诊断。

参考文献

[1]　Lawson, G. R., et al. : Acute focal bacterial nephritis. Arch Dis Child, 60 : 475-477, 1985.

[2]　Huang, J. J., et al. : Acute bacterial nephritis : a clinicoradiological correlation based on computed tomography. Am J Med, 93 : 289-293, 1992.

[3]　「ここまでわかる急性腹症の CT 第 2 版」（荒木 力 著）, pp.314-319, メディカル・サイエンス・インターナショナル , 2009.

[4]　Love, L., et al. : Computed tomography of extraperitoneal spaces. AJR, 136 : 781-789, 1981.

[5]　「腹部 CT 診断 120 ステップ」（荒木 力 著）, pp.256-259, 中外医学社 , 2002.

[6]　Kunin, M. : Bridging septa of the perinephric space : anatomic, pathologic, and diagnostic considerations. Radiology, 158 : 361-365, 1986.

[7]　Han, L. E., et al. : Renal subcapsular rim sign : new etiologies and pathogenesis. AJR, 138 : 51-54, 1982.

[8]　Wong, W. S., et al. : Renal infarction : CT diagnosis and correlation between CT findings and etiologies. Radiology, 150 : 201-205, 1984.

[9]　Kamel, I. R., et al. : Assessment of the cortical rim sign in posttraumatic renal infarction. J Comput Assist Tomogr, 20 : 803-806, 1996.

课程 14　掌握急性阑尾炎的影像诊断

■ **讨论**

　　带教医师：这节课，我们学习一下急诊中的常见疾病——急性阑尾炎。正确的急性阑尾炎 CT 诊断基于对阑尾本身的正确认识，但是应该如何在影像中寻找阑尾？

　　住院医师：首先找到升结肠，然后顺着它向尾侧寻找回盲部，接着再寻找其尾侧盲端的管状结构。

　　带教医师：是的。一般阑尾的起始部变异比较少，阑尾通常起始于盲肠后内侧壁，距离回盲瓣 3 cm。顺便说一下，这个位置与身体表面的 McBurney 点重合。另外，还需要确认通过以上方法找到的管腔结构是不是阑尾，并且要将整个结构从远端到回盲口都确认一遍。

　　年轻的放射科医师：图 14-1 的窗宽和窗位设置为 0，以便将脂肪、空气和软组织进行对比。通过这种方式调整窗宽和窗位显示可能会更容易找到阑尾，因此可以在监视器屏幕上进行更改，请尝试一下。

　　带教医师：阑尾的起始部位（根部）相对变化不是很多，但是如图 14-2 所示，尖端的变化就比较多了。如图 14-2 中②和③的阑尾是朝下的，图 14-1 和图 14-2 中①的阑尾固定在后腹膜，朝向头侧的盲肠后位阑尾（retrocecal appendix）较多见[1]，而且相对容易被识别，但是通常很难识别与回肠相接触并且朝向内上方的阑尾，如图 14-2 中④和⑤所示的阑尾。此外，阑尾起始端的盲肠的位置也会发生变化，如果盲肠位于肝脏下表面附近、腹部正中或骨盆内等不典型的位置，则回盲区和阑尾也会移动，因此很难在 CT 图像中识别它。

参考病例 正常的回盲部

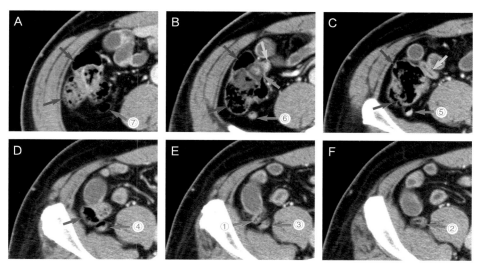

图 14-1 CT 增强扫描图像（回盲部）。按照从头侧至尾侧的顺序（A ~ F）。升结肠和盲肠：
➡；回肠末端：➡；回盲瓣：➡；阑尾：➡（从起始部至盲端的顺序为①~⑦）。本
病例阑尾固定在后腹膜，尖端朝向头侧（即盲肠后位的状态）

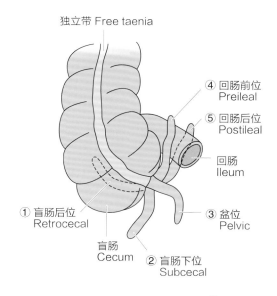

图 14-2 阑尾的位置[2]

住院医师：阑尾不仅在 CT 图像中很难被找到，就连在比较瘦的人身上也很难被找到呢。

年轻的放射科医师：是的。在这种情况下，冠状位上的 MPR 将会很有用[1]。

带教医师：是的。怀疑有阑尾炎时，请仔细观察冠状位或矢状位的重建图像。如果没有特别的禁忌证，使用 CT 增强扫描也是很重要的。增强之后，组织间的对比度会升高，识别阑尾也会变得更加容易，也能更容易的诊断阑尾造成的炎症以及并发症造成脓肿。

 关键点！ **在 CT 图像中识别阑尾的步骤**

- 首先识别后腹膜右侧的升结肠，然后找到尾侧的回盲部（回盲瓣）。
- 找到以距回盲瓣 3 mm 的尾侧盲肠的内侧壁为起始点的管腔结构。尽可能地追溯到管腔结构的尖端，然后确认盲端（为了保证没有识别错误）。

关键点！ **提高在 CT 图像中识别阑尾的效率的关键点**

- 尽可能地进行 CT 增强扫描。
- 将窗宽和窗位调整到最合适的数值（使脂肪–空气–软组织的对比度提高）。
- 使用 MPR 图像，根据各种层面来对阑尾进行评价。

年轻的放射科医师："远端阑尾炎（distal appendicitis）"是指只发生在阑尾远端的炎症。在这种情况下，近端阑尾是正常的，因此如果不完全地检查整个阑尾，则会错过病变部位。

住院医师：原来如此。所以观察整个阑尾是十分重要的。

带教医师：是的。既然你已经了解了识别阑尾的技巧，下一步就是掌握各种阑尾的异常病变。你们还记得急性阑尾炎的发病机制是什么吗？

住院医师：急性阑尾炎的发病机制？

年轻的放射科医师：首先是黏膜下淋巴组织增生及粪石等，造成阑尾根部（起始部）发生梗阻。另外，肿瘤也是造成梗阻的原因之一。急性阑尾炎的发生率大约为 1%，但是它在中老年人阑尾炎中却占据十分重要的位置。阑尾根部梗阻后，阑尾分泌物积存，内压升高，阑尾扩张。不久后阑尾壁被压迫，静脉及淋巴回流受阻，导致阑尾壁肿胀。这个时候的炎症存在于阑尾壁的黏膜和黏膜下层（卡他性阑尾炎）。由于长期的缺血状态，当细菌感染扩散到阑尾壁时，会引起整个阑尾壁的炎症（急性蜂窝织炎性阑尾炎）。炎症加重局部缺血可导致动脉血流障碍和阑尾穿孔（坏疽性阑尾炎）。

带教医师：是的。接下来让我们看一下用 CT 诊断急性阑尾炎的关键点。

 关键点! ## 急性阑尾炎在 CT 图像中的表现

- 阑尾肿大：最大直径超过 7 mm。
- 阑尾壁增厚：厚度超过 3 mm，特别是在伴有急性炎症的增强影像中。
- 阑尾周围的脂肪组织密度上升（即所谓的 dirty fat sign）。
- 阑尾结石（粪石）。
- 相邻的盲肠壁或回肠壁增厚。

带教医师：关于阑尾的直径，正常的情况下也可以达到 6 ~ 7 mm。所以不要只纠结于阑尾直径的大小，将阑尾壁增厚和影像增强等提示炎症的特征及其他所见一起考虑诊断才是重点。接下来就让我们一起看下一个病例。

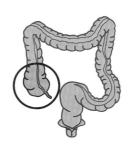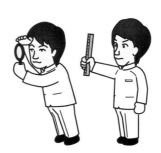

病例1 35 岁女性，因右下腹痛来院就诊。

白细胞计数为 $13.7×10^9/L$，CRP 6.4 mg/L。CT 增强扫描图像见图 14-3。

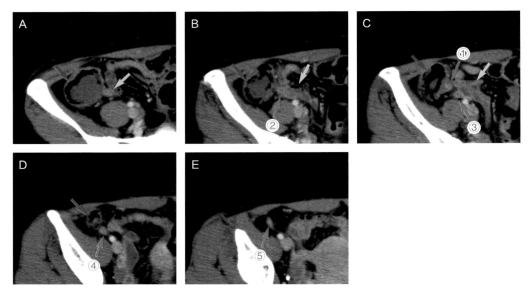

图 14-3 阑尾 CT 增强扫描图像。按照从头侧至尾侧的顺序（A ～ E）。盲肠：➡；回肠末端：➡；阑尾：➡。从起始部位至盲端的顺序为①～⑤

住院医师：本病例的阑尾直径为 7 mm，仅凭直径无法判断阑尾是否正常。但是阑尾壁有一点增强效果，因此怀疑急性阑尾炎。

年轻的放射科医师：是的，这是卡他性阑尾炎，炎症发生在黏膜侧，本病例阑尾壁仅轻度增强及轻度扩张，因此和正常的阑尾鉴别起来是很困难的。

带教医师：这种情况下，这个病例的诊断关键点是看管腔内是否有空气。本病例的阑尾腔内炎性渗出液增加，阑尾炎的可能性很高[3]。另一方面，即使阑尾肿大，但如果由气体导致扩张，阑尾炎的可能性也降低。咱们接着看下一个病例。

病例2 31 岁男性，心窝部疼痛 2 周后，右下腹也发生疼痛。

白细胞计数为 14.6×10^9/L，CRP 53.4 mg/L。

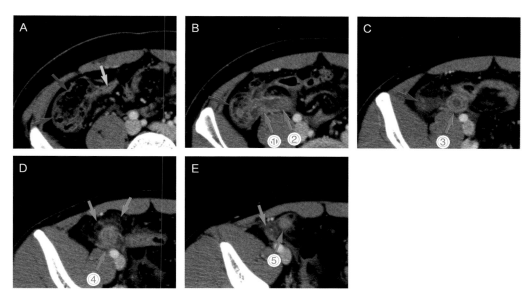

图 14-4 CT 增强扫描图像。按照从头侧至尾侧的顺序（A ～ E）。盲肠： ➡；
回肠末端： ➡；阑尾： ➡。从起始部位至盲端的顺序为①～⑤

住院医师：本病例的阑尾最大直径达到 17 mm，壁厚也达到 5 mm，且有明显的增强效果，伴阑尾周围脂肪密度上升（所谓的 dirty fat sign ➡）。有很多刚刚学到的急性阑尾炎的特征。

年轻的放射科医师：本病例进行了手术治疗，病理学检查结果是蜂窝织炎性阑尾炎。在蜂窝织炎性阑尾炎中，可观察到典型的急性阑尾炎表现，处于 CT 最容易诊断的时期。

带教医师：周围脂肪组织浓度增加是反映炎症性水肿的表现，在日本通常被称 dirty fat sign，但在欧洲和美国通常被称为 fat stranding[4]。另外请记住，通过将窗宽和窗位值降低到接近脂肪的 CT 值（-50 HU 左右），可以捕获周围脂肪组织中的细微变化。接下来看下一个病例。

病例 **3** 　7 岁男童，主诉呕吐与腹痛，来院就诊。

白细胞计数为 $21.4 \times 10^9 /L$，CRP 0.8 mg/L。入院后，经过输液观察，第 2 天症状恶化，CRP 升高到 134.1 mg/L，因此进行了 CT 增强扫描（图 14-5）。

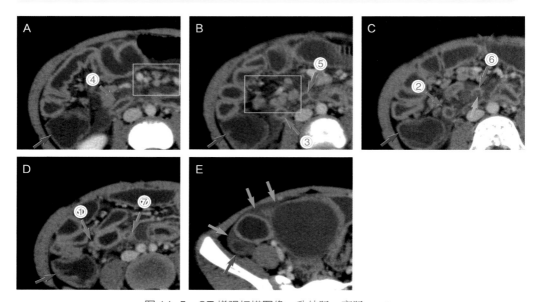

图 14-5　CT 增强扫描图像。升结肠~盲肠：➡

住院医师：本病例中可以看到肠管扩张并伴有积液，另外有肠壁增厚，提示有梗阻。但未找到梗阻的病因，有腹水（图 14-5 ➡），怀疑腹膜炎及其导致的麻痹性肠梗阻。

年轻的放射科医师：那阑尾的情况如何？

住院医师：由于肠管扩张，回盲部和阑尾的识别很困难。有个从盲肠内侧延伸且有盲端的管状结构，考虑是阑尾（图 14-5 ➡）。它周围有明显的液体滞留以及 dirty fat sign。仔细观察发现盲端附近（图 14-5 ⑥）的背侧有增强效果不明显的部位（图 14-5 ➡）。

年轻的放射科医师：这部分可能为坏死或穿孔。另外回盲部起始处的肠系膜动脉和静脉周围散布着小淋巴结（图 14-5 ☐），炎症导致反应性淋巴结肿大。这个病例进行了手术，诊断为阑尾穿孔伴坏疽性阑尾炎。腹膜炎及肠梗阻也是阑尾的炎症扩散导致的。

带教医师：穿孔后，内部压力逐渐变小，阑尾肿大变得不明显，有时候甚至很难找到阑尾。特别是像病例 3 那样发生麻痹性肠梗阻及相邻的肠管炎，在容易混淆的结构中很难找到肿大的阑尾。但是，当有脓肿及梗阻的时候，必须确认有无阑尾穿孔，因此必须仔细寻找阑尾。若可以确认阑尾长度正常的话，就可以排除阑尾穿孔。如前面所说的，在以下情况下很有可能发生阑尾炎。

①阑尾附着在回肠内侧（阑尾位置异常）。
②阑尾长度异常并且终止于盲端的管状结构不易被识别（阑尾长度异常）。
③局限性的炎症只发生在阑尾盲端（炎症的位置）。
④发生穿孔并且有脓肿形成（炎症的严重程度）。

在难以判断的情况下，重要的是不要只看病变，而是要寻找是否有另一个正常的阑尾。另外对于中老年病例，也要考虑其阑尾炎是有否与肿瘤相关。我们不希望看到阑尾炎治愈数月后，盲肠癌进展导致肠梗阻。

年轻的放射科医师：判断脓肿和梗阻是否由急性阑尾炎引起的关键点是看炎症是否在回盲部。另一个重点就是是否发现粪石，有些病例的病因很难找到，如果能确认回盲部有粪石的话，阑尾炎的可能性就很高[5]。这个意思就是，必须要仔细观察增强前的 CT 平扫图像。

带教医师：是这样的。顺便问一句，哪些疾病在临床上和急性阑尾炎需要鉴别？

住院医师：右下腹疼痛时，可考虑憩室炎、肠炎或尿路结石，若为女性病例则可考虑盆腔炎或卵巢囊肿蒂扭转等妇科的急腹症。

带教医师：是的。感染性肠炎将在课程 15 讲到，妇科急腹症将在课程 17 讲到，今天的课就到这里，大家将急性阑尾炎的知识要点好好总结和整理一下。

参考文献

[1] Kim, H. C., et al.: Added Diagnostic Value of Multiplanar Reformation of Multi-detector CT Data in Patients with Suspected Appendicitis. RadioGraphics, 23: 394-405, 2008.

[2]　「グレイ解剖学 原著第 1 版」（Drake, R. L. 他 著，塩田浩平 他 訳），エルゼビア・ジャパン , p.282, 2007.

[3]　Moteki, T., et al.: New CT Criterion for Acute Appendicitis： Maximum Depth of Intraluminal Appendiceal Fluid. AJR, 188: 1313-1318, 2007.

[4]　Pereira, F. H., et al.: Disproportionate Fat Stranding： A Helpful CT Sign in Patients with Acute Abdominal Pain. RadioGraphics, 24: 703-715, 2004.

[5]　左合 直：虫垂炎のピットフォールトバリエーション . 画像診断 , 28: 1236-1252, 2008.

课程 15　发现肠壁增厚时应该注意什么？

病例 1　25 岁男性，右下腹疼痛伴发热、腹泻和里急后重感，故来院就诊。

整个下腹部有轻度压痛感，白细胞计数为 $9 \times 10^9 / L$，CRP 259 mg/L，因怀疑有阑尾炎或者肠炎，故进行了腹部 CT 检查（图 15-1，15-2）。

■ 讨论

带教医师：根据临床症状，怀疑患者患感染性肠炎，你们在影像中有什么发现吗？请左右对比一下。

住院医师：升结肠相比降结肠有明显的增厚（图 15-1，15-2 ○）。这种表现提示肠炎。

年轻的放射科医师：是的。本病例升结肠的肠壁厚度为 13 mm。尽管肠壁的厚度会因结肠蠕动而变化，但是其正常厚度的上限通常为 3 mm[1]，因此本病例的升结肠肠壁增厚。另外，你们注意到 CT 增强扫描图像中清晰的肠壁结构了吗？本病例表现为箭头征，这是在炎症性疾病及缺血性疾病中常见的表现，下面让我们来学习一下。

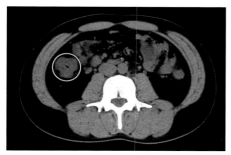

图 15-1　腹部 CT 平扫图像（肠系膜下动脉分支层面）

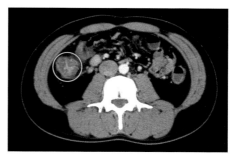

图 15-2　腹部 CT 增强扫描图像（肠系膜下动脉分支层面）

🩺 关键点! **肠壁的 4 层结构**[2]

- 肠壁从内向外由黏膜（黏膜上层、黏膜固有层和黏膜肌层）、黏膜下层（疏松结缔组织）、肌层（环行肌和纵行肌）和外膜（浆膜下层和浆膜）构成。

- 在正常情况下，很难通过 CT 区分肠壁的各个层，但是当黏膜下层出现水肿时，扩张的血管聚集的浆膜下层和增强效果明显的固有层受到压迫，这 3 层结构形成强烈的对比（图 15-3）。

- 通常，增强效果明显且弯曲的黏膜呈箭头的形状，称为"箭头征（arrowhead sign）"或者"靶环征（target sign）"（图 15-4）。

- 黏膜下层由于是结缔组织，早期肠壁缺血及炎症性疾病（肠炎）发生时，其最敏感的反应就是水肿。

- 结肠癌也会发生肠壁增厚，但是结肠癌通常会破坏肠壁的 4 层结构。

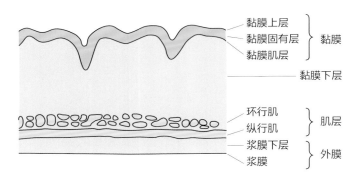

图 15-3　发生水肿时肠壁的结构[2]

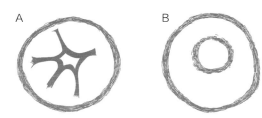

图 15-4　箭头征（A）与靶环征（B）[2]

粉红色表示增强的层面

　　带教医师：观察到肠壁增厚的情况后，请关注其部位。本病例提示升结肠的肠壁增厚，右侧结肠是急性细菌性肠炎好发的部位，其典型的致病菌是沙门菌和弯曲杆菌。沙门菌和弯曲杆菌导致的细菌性肠炎，90%以上都好发与右侧结肠，并且其影像学检查显示肠壁增厚[3]。本病例粪检检出弯曲杆菌，可以诊断为弯曲杆菌造成的细菌性肠炎（但是只有1%～6%的致病菌可以通过粪检检出）。粪检对于感染性肠炎的治疗并不是很重要[2]。

　　年轻的放射科医师：考虑到病变部位的重要性，让我们来看下一个病例。

> **病例 2**　33岁女性，无基础疾病。下腹部疼痛伴腹泻和里急后重感，便血，故来院就诊。
>
> 　　白细胞计数为$8×10^9/L$，Hb 133 mg/L，CRP 0.8 mg/L。为查明腹痛原因，进行了CT检查。

　　住院医师：在CT图像中可见降结肠的肠壁增厚（图15-5，15-6○）。肠壁水肿并且显现出3层结构，有靶环征。病变部位在左侧结肠，首先怀疑的是由腹泻和便血等临床症状引起的缺血性肠炎。

　　年轻的放射科医师：说得很好。本病例的CT图像提示降结肠到乙状结肠有水肿性肠壁增厚，内镜及病理诊断为缺血性肠炎。有报道称，80%以上的发生在降结肠的局限性肠壁增厚的病例为缺血性肠炎病例[3]，仅从病变部位判断就可以提高诊断率。

　　带教医师：缺血性肠炎的特点是通过病变部位就可以提高诊断率，但是其他肠炎也可以通过肠壁增厚部位及严重程度来有效诊断。表15-1整理了主要的肠壁增

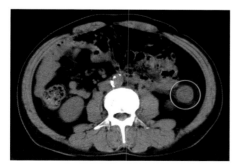

图 15-5　腹部 CT 平扫图像（降结肠脾曲层面）

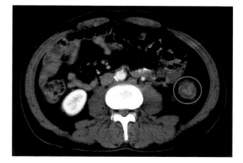

图 15-6　腹部 CT 增强扫描图像（降结肠脾曲层面）

厚部位和代表的疾病，供大家参考。另外，以假膜性肠炎为例，其壁明显增厚，因此需要综合考虑（图 15-7）。

表 15-1　肠壁增厚部位和代表的主要疾病 [3, 4]

主要增厚部位	代表疾病
小肠	● 异尖线虫病（胃、十二指肠和小肠） ● 嗜酸性粒细胞性胃肠炎（胃、十二指肠和小肠） ● 血管炎，胶原病（系统性红斑狼疮、结节性多发性动脉炎、恶性类风湿关节炎、Churg-Strauss 综合征和 Henoch-Schnlein 综合征等） ● 金黄色葡萄球菌肠炎（小肠和右侧结肠） ● 克罗恩病（70% ~ 80% 为小肠型；10% ~ 20% 为结肠型）等
回盲部	● 副溶血弧菌肠炎 ● 耶尔森菌病 ● 中性粒细胞减少性肠炎（回肠末端和升结肠） ● 肠结核（常见于回盲部和结肠，偶尔发生于小肠） ● 肠白塞病等
右侧结肠	● 沙门菌病 ● 弯曲杆菌病 ● 致病性大肠埃希菌（O-157）性肠炎（特点是伴有肠壁增厚） ● 与抗生素相关的出血性肠炎等
降结肠	● 缺血性结肠炎（横结肠 - 乙状结肠）等
乙状结肠和直肠	● 伪膜性肠炎（直肠、乙状结肠和降结肠，特点是伴有肠壁增厚） ● 阿米巴肠炎（直肠、乙状结肠和右侧结肠） ● 溃疡性结肠炎（从直肠开始的连续性病变）等
病变范围包括全部的结肠	● 弯曲杆菌病 ● 伪膜性肠炎 ● 致病性大肠埃希菌（O-157）性肠炎 ● 沙门菌病 ● 缺血性肠炎等
小肠和结肠	● 巨细胞病毒性肠炎等

病例 3　假膜性肠炎的病例

　　直肠壁增厚明显（图 15-7 ○）。假膜性肠炎通常伴有明显的肠壁增厚，结节状的肠壁增厚表现为手风琴征（但是这并不是假膜性肠炎的特异性表现，高度水肿及炎症在其他类型的肠炎中也可以看到[5]）。

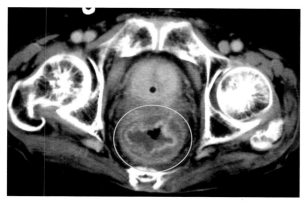

图 15-7　腹部 CT 增强扫描图像（直肠层面）

　　住院医师：原来如此。这个病例简单来说是肠炎，但是其实肠炎的分类有很多种。原因包括过敏和胶原病等，在这种情况下，治疗方法将与传染性肠炎完全不同，因此，通过 CT 鉴别诊断不同部位的疾病就变得尤为重要。

　　带教医师：是的。除了上面所述的肠炎以外，根据肠壁的增厚程度，也需要考虑恶性肿瘤等重要的疾病。另外，尽管 CT 在鉴别诊断肠炎方面是十分有效的，但如果根据临床症状和饮食史明确了感染性肠炎的原因，CT 检查的必要性就不高，请注意这一点。若根据临床症状怀疑肠炎但病因不明，患者有局部腹痛但腹泻不严重，我们难以将其与其他急性腹部疾病（如阑尾炎和憩室炎）区分，可根据病情进行 CT 检查。顺便说一下，在阑尾炎和憩室炎的影像中可以观察到水肿性肠壁增厚，且其附近有呈炎性表现的阑尾和憩室[6]。

　　如果怀疑有肠炎，请进行 CT 检查；如果在影像中观察到肠壁增厚，请考虑病变范围、部位、肠壁增厚程度和是否存在 3 层结构。

参考文献

[1]   Macari, M., et al. : CT of bowel wall thickening: Significance and pitfalls of interpretation. AJR, 176 : 1105-1116, 2001.

[2]   「ここまでわかる急性腹症の CT　第 2 版」（荒木　力 著）, pp.68-93, メディカル・サイエンス・インターナショナル , 2009.

[3]   三品淳資：腸炎の救急 CT 診断 . 画像診断 , 27 : 880-893, 2007.

[4]   「マルチスライス CT による腹部救急疾患の画像診断」（坂本　力 他 編著）, pp.87-91, 秀潤社 , 2007.

[5]   Macari, M., et al. : The accordion sign at CT: a nonspecific finding in patients with colonic edema. Radiology, 211: 743-746, 1999.

[6]   Horton, K. M., et al. : CT evaluation of the colon : inflammatory disease. Radiopraphics, 20: 399-418, 2000.

延伸阅读

[1]   Macari, M., et al. : CT of bowel wall thickening: Significance and pitfalls of interpretation. AJR, 176 : 1105-1116, 2001（文献 1 と同じ）.

　　↑   肠壁增厚的类型多种多样，可以看出它在疾病鉴别方面是有效的。

[2]   Turner, D. R., et al. : Unusual causes of colonic wall thickening on computed tomography. Clin Radiol, 58 : 191-200, 2003.

　　↑   几种相对罕见肠炎病例，请阅读一下。

课程 16　肠梗阻的诊断技巧

警惕这样的肠梗阻

病例 1　75 岁男性，主诉腹胀、腹痛伴呕吐，来院就诊。

白细胞计数为 $12.6×10^9$/L，CRP 5.7 mg/L，19 年前接受乙状结肠癌切除术。拍摄了腹部 X 线片，怀疑有肠梗阻，故进行了腹部 CT 增强扫描（图 16-1，16-2）。

■ 讨论

带教医师：你们在图像中有什么发现吗？

住院医师：可以观察到含有液体成分的小肠连续扩张，考虑肠梗阻。

年轻的放射科医师：是的。肠梗阻指的是肠内容物向肛门输送时受到阻碍而导致的病理状态[1]，其分类如表 16-1 所示。

带教医师：接下来对表 16-1 进行一下说明。机械性（物理性）肠梗阻是闭塞性肠梗阻。尽管没有物理障碍，但是肠的蠕动丧失或肠管痉挛导致肠内容物不能向肛门输送的状态是动力性肠梗阻。机械性肠梗阻可分为不伴血流障碍的单纯性肠梗

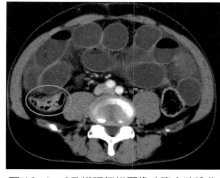

图 16-1　CT 增强扫描图像（腹主动脉分支层面）

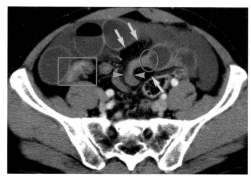

图 16-2　CT 增强扫描图像（小骨盆入口层面）

阻和伴有血流障碍的复杂性肠梗阻。复杂性肠梗阻又称为绞窄性肠梗阻，遇到复杂性肠梗阻时，如果不进行手术等适当的治疗，可能会发生肠壁坏死、肠穿孔、腹膜炎和败血症，甚至会有生命危险，所以重要的是需要区分单纯性肠梗阻和复杂性肠梗阻。每种疾病的分类如表 16-1 所示，但这只是为了方便而进行的分类，例如由腹膜粘连引起的肠梗阻，可能进展成严重的复杂性肠梗阻；反之，轻度的复杂性肠梗阻（如肠套叠）也有可能不伴有血流受阻。换言之，表格的分类并不是绝对的，重要的是去考虑哪种肠梗阻更可能发生。

表 16-1　肠梗阻的分类和病因 [2]

I 机械性肠梗阻（mechanical ileus）
（1）单纯性肠梗阻（simple obstructive ileus）
A. 肠壁的改变、肠管先天性畸形（肠闭锁等）、肿瘤或瘢痕
B. 来自肠壁外的压迫和牵引、肠管外肿瘤或腹膜粘连
C. 肠管内腔的狭窄闭塞、结石（胆结石和胃结石）、寄生虫或误食异物等
（2）复杂性肠梗阻（complex obstructive ileus）
A. 肠管绞窄以及先天性或术后粘连等
B. 肠扭转（包括小肠和结肠扭转以及愈合性扭转）
C. 肠套叠（在轻度时相当于单纯性肠梗阻）
D. 疝嵌顿
E. 结节以及回肠 - 乙状结肠吻合术（连接回肠和乙状结肠）等
II 功能性肠梗阻（functional ileus）
（1）麻痹性肠梗阻（paralytic ileus）：腹膜炎、急性胰腺炎和脊髓损伤
（2）痉挛性肠梗阻（spastic ileus）：铅中毒和癔症（歇斯底里）等（比较罕见）
（3）肠管缺血（intestinal ischemia）：肠管的缺血造成肠蠕动障碍，广义上属于麻痹性肠梗阻

　　既然我们已经确认了肠梗阻的分类，接下来让我们继续通过实际影像进行说明。关于通过 CT 图像来诊断肠梗阻，我们需要注意以下几点。特别是⑥，这一点非常重要。

①是不是肠梗阻？

②是机械性肠梗阻还是功能性肠梗阻？

③梗阻部位在哪里？

④是完全梗阻还是不完全梗阻？

⑤梗阻的原因是什么？

⑥是单纯性肠梗阻还是复杂性肠梗阻？

带教医师：请按照①～⑥的顺序开始分析病例 1。

年轻的放射科医师：关于"①是不是肠梗阻？"，最重要的技巧就是判断是否有肠管扩张，CT 图像中小肠直径超过 2.5 cm 就是扩张[3]。病例 1 中可以观察到直径超过 2.5 cm 的连续性小肠扩张，所以可以确认是肠梗阻。

住院医师：接下来如何确认呢②？

带教医师：如果连续性扩张的肠管到梗阻部位之间有空虚陷落的移行区，就是机械性的肠梗阻[4]。这与③也有关，肠道整体扩张导致无法确认梗阻部位，或在结肠和小肠观察到间断性扩张，提示麻痹性肠梗阻。

住院医师：在图 16-2 中可以确认从扩张的小肠到小肠空虚陷落的移行区（图 16-2○）。因此，考虑其为机械性肠梗阻，而该部位也被认为是梗阻部位。

年轻的放射科医师：正如你所说。虽然病例 1 的梗阻部位是比较容易被识别的，但是实际上诊断起来比较困难的病例很多，因此请记住上面的判断顺序，以避免误诊。

关键点！ 梗阻部位的识别顺序

● 确认结肠有无梗阻

升结肠、降结肠和直肠通常由后腹膜固定，识别起来比较容易。升结肠和降结肠分别在腹腔最外侧和背侧。另外有报道称结肠直径超过 6 cm 即为扩张[4]。如果结肠（特别是升结肠）没有扩张，则考虑可能为小肠梗阻。

● 识别扩张的肠管

胃、十二指肠、升结肠、降结肠和直肠通常有自己特定的位置，因此可以根据它们的连续性来识别肠道的位置。结肠的结肠带以及小肠近端的 kerckring 皱襞等明显的特点将有助于识别它们。如果我们能区分扩张的部分和未扩张的部分，即使不准确定位，也可以将梗阻部位缩小到一个较小范围。

● 注意肠管附近脂肪组织密度升高和腹水

尽管这是一个非特异性的发现，但在梗阻周围可以观察到局限性脂肪组织密度升高和腹水，这是识别梗阻的一个线索。

住院医师：原来如此。病例 1 图像中没有扩张的升结肠（图 16-1 ○）和远端回肠（图 16-2 □）。虽然不明显但是还是可以观察到结肠入口侧有梗阻。

带教医师：正如你所说，那接下来让我们看④。如果梗阻的肛门侧肠道完全塌陷，则极有可能发生完全梗阻；而如果残留一些气体和液体，则极有可能为不完全梗阻[5]。在病例 1 中，梗阻远端的肠道几乎完全塌陷（图 16-2 ➤），因此很有可能是完全梗阻。

年轻的放射科医师：接下来是⑤。首先，梗阻最常见的原因是粘连（60.8%）、点位性病变（10%）和外部疝嵌顿（4.7%）。另外要记住有手术史也是粘连的原因之一（3.8%）[6]。

在实际解读影像的时候，最常见的粘连和条带通常很难通过 CT 确认，因此首先检查是否有其他病变（如肿瘤、肠套叠、脓肿、异物和内疝）。如果没有以上的发现，则粘连造成梗阻的可能性很高。

住院医师：病例 1 中肿瘤等造成梗阻的证据不明显，根据手术史，怀疑为粘连性肠梗阻。

带教医师：是的。在狭窄处的周围可观察到密度升高的索条状结构（图 16-2 ➡），可能是条带状的粘连。

年轻的放射科医师：⑥是最重要的。实际上病例 1 提示复杂性肠梗阻的证据很少，所以怀疑是单纯性肠梗阻，并且通过保守治疗可以缓解，因此，在接下来的病例 2 及以后的病例中，我们来学习复杂性肠梗阻的影像特点。顺便说一下，据报道，如果保守治疗 48 小时后病情未改善，则应该进行手术治疗[7-8]。

病例 2　41 岁女性，主诉腹痛伴呕吐，来院就诊。

　　　　　白细胞计数为 $13.1\times10^9/L$，CRP 64.1 mg/L。一年前行子宫体癌切除术。拍摄了腹部 X 线片，怀疑有肠梗阻。由于患者对碘对比剂过敏，故进行了 CT 平扫检查（图 16-3，16-4）。

　　带教医师：有什么发现吗？

　　住院医师：CT 平扫图像提示梗阻性小肠连续性扩张。另外可以观察到在骨盆内扩张的小肠和塌陷的小肠的边界（图 16-3 ➡），因此考虑机械性肠梗阻。假设该部位是梗阻部位，但肛门端的肠道几乎完全塌陷，因此认为是完全梗阻。梗阻原因不明显，根据手术史，怀疑为术后的粘连性肠梗阻。

　　带教医师：分析得很好。但是病例 2 还有一个重要的影像提示，与刚刚说的⑥相关，那就是闭袢。

　　住院医师：闭袢？

　　带教医师：闭袢是指肠管两端完全被堵塞。由索条带（粘连）引起的狭窄或闭塞是最常见的（图 16-5），但也可能在内部疝、外部疝、肠扭转和结节形成后出现。在 CT 图像中，可以看到充满液体的小肠环呈 U 形（或 C 形）并且扩张，肠系膜血管呈放射状向梗阻部位汇聚。由于血流灌注到狭窄处受到挤压，因此发生闭袢的部位容易坏死。

　　年轻的放射科医师：病例 2 中可见 C 形扩张的小肠结构（图 16-4 ➡），有多处狭窄和（或）闭塞部位。请记住，闭袢不只有一个梗阻部位。

　　带教医师：闭袢很容易导致肠绞窄。让我们来观察一下病例 2 是否有肠绞窄（肠管缺血）的影像特征。首先让我们来观察肠壁的密度。

　　住院医师：嗯。这个病例做的是 CT 平扫，但是扩张的肠壁有类似增强的密度升高的表现（图 16-3，16-4 ➡）。

　　带教医师：你观察得很仔细。这就是肠管缺血的表现。CT 平扫图像中高密度的肠壁是由静脉回流障碍导致的出血反应。解读腹部 CT 图像时，在 CT 增强扫描图像中很容易观察到一些特点，但是关键是要在 CT 平扫图像中发现密度变化。下面让我们参考一下复杂性肠梗阻（肠缺血）的 CT 表现。

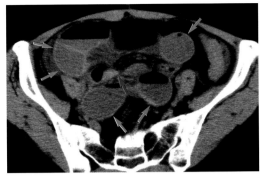 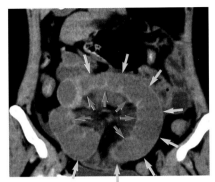

图 16-3　CT 平扫图像（横断位，小骨盆入口层面）　　图 16-4　CT 平扫图像（冠状位 MPR）

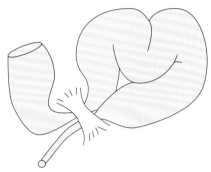

图 16-5　粘连性条索状物造成的闭袢 [2]

关键点！ 绞窄性肠梗阻的 CT 表现 [2, 9]

①肠内积气及门静脉积气：肠内积气指肠管黏膜损伤造成内压上升，并且经常能观察到线状或者大范围的肠内气体 [10]。

②CT 增强扫描图像中肠管的增强效果不明显，甚至非常弱：这是肠管缺血的表现。与正常肠道相比更明显（图 16-6，16-7 ➡）。

③肠道呈不完整的齿状，称为鸟嘴征（serrated beak sign）：粘连或呈条带状等闭塞的肠道看起来像鸟嘴。

④在 CT 平扫图像中可看到肠壁密度增高：静脉回流障碍导致的肠壁出血反应。

⑤大量腹水：肠道内压升高使静脉回流障碍，导致大量的腹水产生。

⑥肠系膜血管走行异常，特别是旋涡征（whirl sign）：扭转造成的肠管及肠

系膜的血管呈旋涡状（图 16-7 ○）。

⑦肠系膜血管弥漫性扩张：淤血的表现。

⑧局部肠壁持续性增强：静脉血流障碍的表现。

⑨肠壁增厚：淤血造成肠黏膜下层水肿塌陷，扩张血管集聚在浆膜下层和增强的黏膜固有层，三层互相挤压形成靶环征（参考课程 15）。

- ①～③的特异度高，若机械性肠梗阻病例有①～③中的任意一条，则就可以认为其是复杂性肠梗阻 [2]。

- 若病例出现 2 个以上①～⑨中的表现，则可以将其诊断为复杂性肠梗阻。据报道，依据这个方法，并没有误诊过复杂性肠梗阻 [11-12]。

参考病例 A　**69 岁女性，主诉腹痛及呕吐，来院就诊。**

白细胞计数为 $4.5×10^9/L$，CRP 108.5 mg/L，有幼儿时期阑尾切除术的既往史。因怀疑肠梗阻进行了 CT 检查（图 16-6）。

右侧小肠（图 16-6　）和左侧小肠（图 16-6 ➡）相比，增强效果不明显。另外，可以观察到肠壁内有气体（图 16-6 ○），以及阑尾切除术后因大网膜粘连形成的条索状物，小肠闭袢形成，导致肠梗阻。

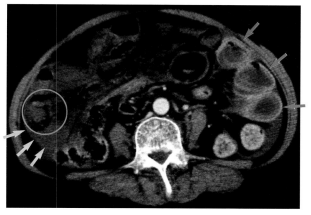

图 16-6　腹部 CT 增强扫描图像（肾下极靠近尾侧的层面）

参考病例 B　**86 岁女性，主诉腹痛，来院就诊。**

白细胞计数为 $7.4×10^9$/L，CRP 1.1 mg/L。怀疑有肠梗阻，故进行腹部 CT 检查。

肠系膜上动脉（superior mesenteric artery，SMA）和肠系膜上静脉（superior mesenteric vein，SMV）的位置发生了顺时针的旋转，同时，肠管和肠系膜也被这种旋转所带动，因而也发生了旋转（图 16-7 ○），这就是所谓的旋涡征。另外，可以观察到肠壁的增强不明显（图 16-7　　　）。

手术后，确认空肠壁和回肠肠系膜处的肠管已坏死。

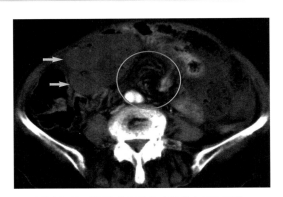

图 16-7　腹部 CT 图像（骨盆入口层面）

住院医师：嗯。区分他们还是很困难的，鉴别是不是复杂性肠梗阻是非常重要的。

带教医师：是的，复杂性肠梗阻的死亡率（21.2%）很高[13]，相关的医师有责任对患者进行早期诊断和手术治疗。另外，最初单纯性肠梗阻可能会进展为复杂性肠梗阻，这也并不罕见，所以必须要注意。立即掌握全部的知识是比较困难的，但是肠梗阻是日常工作中会频繁遇到的重要疾病，所以每次都需要确认前面所讲述的特点。

参考文献

[1]　四方順一 他：イレウス（総論）.「腹壁・腹膜・イレウスの外科Ⅱ，新外科学大系

25B」, pp.205-258, 中山書店 , 1990.

[2]　「ここまでわかる急性腹症の CT 第 2 版」（荒木 力 著）, pp.146-217, メディカル・サイエンス・インターナショナル , 2009.

[3]　Fukuya, T., et al. : CT diagnosis of small-bowel obstructions; Efficacy in 60 patients. AJR, 158: 765-659, 1992.

[4]　Gazelle, G. S., et al. : Efficacy of CT in distinguishing small-bowel obstruction from other causes of small-bowel dilatation. AJR, 162 : 43-47, 1994.

[5]　Balthazar, E. J. & George, W. : Holms lecture. CT of small-bowel obstruction. AJR, 162 : 255-261, 1994.

[6]　Shikata, J., et al. : Nationwide investigations of intestinal obstruction in Japan. Jpn J Surg, 20 : 660-664, 1990.

[7]　Sosa, J. & Gardner, B. : Management of patients diagnosed as acute intestinal obstruction secondary to adhesions. Am Surg, 59 : 125-128, 1993.

[8]　Cox, M. R., et al. : The safety and duration of non-operative treatment for adhesive small bowel obstruction. Aust N Z J Surg, 63 : 367-371, 1993.

[9]　「急性腹症の CT」（堀川義文 他 著）, pp.106-133, へるす出版 , 1998.

[10]　Brandt, L. J. & Simon, D. M. : Pneumatosis cystoides intestinalis. In; Bockus's Gastroenterology, 5th Ed, WB Saunders, 1685-1693, 1995.

[11]　Frager, D., et al. : Detection of intestinal ischemia in patients with acute small-bowel obstruction due to adhesions or hernia; Efficacy of CT. AJR, 166 : 67-71, 1996.

[12]　Frager, D. & Bear, J. W. : Role of CT in evaluating patients with small-bowel obstruction. Semin Ultrasound CT MRI, 16 : 127-140, 1995.

[13]　齊藤人志 他：絞扼性イレウス症例の検討 . 日腹救医会誌 , 15: 533-541, 1995.

课程 17　妇科急腹症的影像解读重点

带教医师：最后一课是妇科急腹症。很多人对妇科的 CT 图像并不熟悉，所以让我们首先学习一下妇科 CT 图像的基本解读方法。

 关键点！ 妇科 CT 图像的解读基础——定位方法[1]

（1）阴道和子宫颈的识别。阴道和子宫颈的位置通常固定，所以首先识别阴道，沿着阴道向头侧观察就可以确认子宫颈。

（2）子宫的识别。因年龄不同，子宫的增强程度也不同。CT 增强扫描图像对于子宫的识别是有用的。根据膀胱的充盈程度，追踪子宫颈下连续的构造，同时判断该构造是向前弯曲的还是向后弯曲的。CT 增强扫描图像中肌层常显示为高密度结构（图 17-1 ➡），子宫内膜则呈低密度（图 17-1 ○）。

（3）卵巢的识别。子宫左右两侧的囊泡状结构就是卵巢（图 17-1 ➡），卵巢边缘会增强，所以在 CT 增强扫描图像中比较容易被识别。卵巢一般与周围的肠管不连续，实际上也有识别困难的病例，特别是识别初潮前或闭经后女性的卵巢。

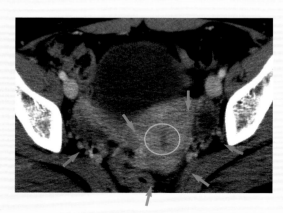

图 17-1　骨盆 CT 增强扫描图像（正常女性）

（4）其他注意事项。根据月经周期的变化，卵巢的状态和大小会发生变化。生育期的女性，其卵巢可能存在单房性囊肿，对于直径小于 3 cm 的囊肿很难确定其是否为病变。如果囊肿壁很薄且没有固体成分，直径为 5 ~ 6 cm，通常怀疑其为功能性卵巢囊肿 [2]。功能性卵巢囊肿一般会在 2 个月内消失或缩小 [2]。另外，卵巢内部的密度通常和水相等。

- 输卵管通常不可见。
- 生育期女性可能会有少量生理性腹水。

带教医师：基于以上知识，让我们来看一下实际病例。

病例 1　**20 岁女性，3 小时前突发下腹部疼痛，来院就诊。**

腹肌紧张（ － ），白细胞计数为 10.9×10^9/L，CRP 1.0 mg/L。末次月经从 3 周前开始，月经期为 5 天。妊娠试验阴性。为查明腹痛原因，进行了 CT 检查。

■ 讨论

带教医师：在图像中有什么发现吗？

住院医师：在被认为是子宫的相对增强的结构的左侧，我观察到了一个边界不清的圆形高密度结构（图 17-2 ○）。它的周围有 CT 增强扫描图像中被强化的被膜状结构（图 17-3 ➡）。它看起来像一个卵巢，但我感觉它比正常的卵巢更大，密度也更高。

年轻的放射科医师：是的。根据部位和被膜结构等，我怀疑这是来源于卵巢的肿瘤性病变。我还根据 CT 平扫图像怀疑其内部的高密度成分为出血性（图 17-2○），再仔细观察可以发现直肠子宫陷凹处的腹水密度略微增高（图 17-2 ➡）。本病例妊娠试验阴性，另外被膜在背侧有连续的模糊影，考虑可能是卵巢出血或内膜样囊肿破裂。

带教医师：是的。本病例没有可疑的子宫内膜异位症病史，并且在保守治疗后的随访中未发现子宫或卵巢有异常，所以应该是卵巢出血。顺便说一句，由于妊娠试验阴性，所以没有对它进行鉴别诊断，但是在影像诊断中通常很难区分卵巢出血和异位妊娠。接下来让我们来学习一下具体疾病的影像学表现。

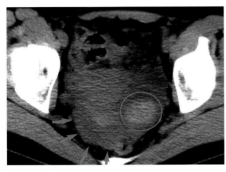 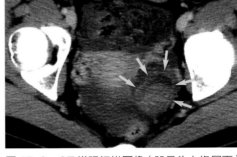

图 17-2　CT 平扫图像（股骨头上缘层面）　　图 17-3　CT 增强扫描图像（股骨头上缘层面）

关键点！ 卵巢出血（ovarian hemorrhage）[2-4]

- 卵巢出血通常发生于外伤或者辅助生殖的过程中，患者通常没有特别的内在性（出血性等）因素。在没有外部原因的情况下，大多数病例为卵泡或黄体出血，其中黄体出血占 70% ～ 80%。卵泡出血通常发生在月经周期的中后期（排卵期或黄体期）。另外，据说很多病例由性交引起，但是在这种情况下，通常很难询问到病史。然而，随着抗凝疗法的普及，从中年到更年期的卵巢出血病例有所增多[5]。

- 卵巢出血时，多数患者只出现下腹部疼痛。腹膜腔出血时，患者的表现类似异位妊娠时输卵管破裂的表现，在临床上对于伴有剧烈疼痛及腹膜刺激征的患者，难以区分其为腹膜腔出血还是异位妊娠输卵管破裂。另外，妊娠期也会出现黄体出血，这一点需要注意。

- CT 平扫图像中，囊肿周围滞留的高密度液体提示血性腹水，其内部密度相对较低的是卵巢，卵巢本身被血肿占据后，其密度比血性腹水更高。CT 增强扫描图像中黄体囊肿的壁一般会明显增强，囊肿本身可能不饱满或塌陷。

关键点！ 异位妊娠（ectopic tregnancy）[3-4]

- 异位妊娠是指受精卵在子宫腔以外的部位着床并发育，发生率占全部妊娠的 0.5% ～ 1%。随着体外受精和胚胎移植的普及，近年来其发生率有所增高，性传播疾病（如衣原体感染）也可能是病因。

- 根据发生部位的不同，异位妊娠分为输卵管妊娠、腹腔妊娠、卵巢妊娠和子宫颈妊娠等，但是 95% 的异位妊娠为输卵管妊娠 [6]，其中，输卵管壶腹部妊娠占 70% ～ 80%，输卵管峡部妊娠占 10% ～ 25%，输卵管间质妊娠占 2% ～ 5% [7]。

- CT 扫描图像中的主要表现包括血性腹水、输卵管血肿和输卵管周围血肿。在输卵管妊娠流产病例中，输卵管内的血肿在 CT 图像中显示为高密度结构，在 CT 增强扫描图像中，带有绒毛膜绒毛的输卵管壁会增强（通常，正常输卵管的对比作用不明显）。

- 很多腹腔内出血由输卵管妊娠破裂导致。

- 异位妊娠和卵巢出血的对比：如果发现增强的绒毛组织和（或）胎囊，提示异位妊娠的可能性很高。异位妊娠中，由于与妊娠相关的激素发生变化，子宫本身可能会稍大，子宫内膜可能会变厚，但是这些无法得到证实，所以通常很难与卵巢出血相鉴别。当然，妊娠试验是否阳性对于鉴别是有帮助的。但是如果在正常妊娠早期合并卵巢出血（从妊娠黄体排出），则妊娠试验可能为阳性，所以这时如果妊娠试验阳性，也不一定是异位妊娠，需要注意。

关键点！ 卵巢囊肿破裂（rupture of ovarian cyst）[3-4]

- 卵巢囊肿会由于各种原因（如扭转、感染或肿块的快速生长引起内部压力增高，以及外伤和分娩等引起外部压力升高）而破裂。成熟的囊性畸胎瘤破裂和子宫内膜异位囊肿破裂的发生率很高。成熟的囊性畸胎瘤包含脂肪成分，子宫内膜异位囊肿包含陈旧的血液成分，当囊肿破后其内容物进入腹膜腔时会引起化学性腹膜炎。由于腹膜炎可引起粘连性肠梗阻和不孕，所以需要及时进行腹腔灌洗。

- 影像学检查结果显示，由于囊肿破裂，囊肿表面下陷并出现凹痕。可以观察到囊壁破裂和变薄。在成熟的囊性畸胎瘤的影像中，可见腹腔内的脂肪成分与腹水共同形成一个液面的特征，在有子宫内膜异位囊肿的情况下，渗漏的血液成分在 CT 中呈高密度，在 MRI T_1 加权像中呈不受脂肪抑制的高信号（但是，在卵巢出血时也可能会有类似的发现，此时可能很难将其与子宫内膜异位囊肿破裂相鉴别）。

病例 2　　20 岁女性，主诉腹痛。妊娠试验阳性。

骨盆内可以观察到腹水，其 CT 值较高，约为 35 HU，提示血性腹水。

此外，图像中有与血性腹水接触并扩散的密度结构（CT 值约为 70 HU）（图 17-4 ➡），提示血肿。在右侧附件区，有一个似乎是胎囊与血液混合在一起的低密度结构（图 17-4 ○），而 CT 增强扫描图像显示其周围被强化，是有绒毛膜的输卵管壁（图 17-5 ○）。手术后确认是右侧输卵管壶腹部妊娠破裂。

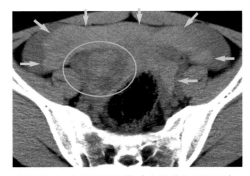 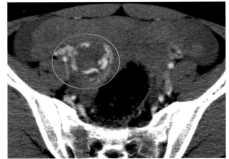

图 17-4　CT 平扫图像（小骨盆入口层面）　　图 17-5　CT 增强扫描图像（小骨盆入口层面）

病例 3　　20 岁女性，主诉性交后出现腹痛。妊娠试验阳性。

CT 增强扫描图像显示左侧附件区有一个卵巢来源的肿瘤性病变，背侧有稍高密度影（图 17-6 ➡）。在直肠子宫陷凹处可观察到腹膜增厚、腹水潴留和强化（图 17-6 ➡）。MRI 脂肪抑制成

像时肿瘤内部出现 T_1 高信号占位（图 17-7 ○），提示子宫内膜异位囊肿。病灶形态稍欠饱满。手术后确认是子宫内膜异位囊肿破裂。

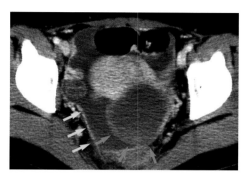

图 17-6　CT 增强扫描图像（子宫体部层面）

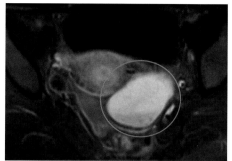

图 17-7　脂肪抑制 T_1 加权成像和钆造影（子宫体部层面）

住院医师：嗯。异位妊娠和卵巢囊肿破裂的表现有点类似呢。

年轻的放射科医师：是的，作为标准，异位妊娠患者妊娠试验阳性，所以还是可以鉴别的。但是多数卵巢出血和卵巢囊肿破裂的鉴别十分困难，如果出血严重或临床症状严重，无论如何都要考虑手术。因此，如果能够将诊断范围缩小到一定程度，也可以算是合格了。

带教医师：是的，这里有一个需要注意的地方。放射检查（特别是辐射量较大的 CT 检查）前，一定要确认患者是否妊娠。很多情况下患者的主诉并不可靠，所以放射检查前一定要先进行妊娠试验。

年轻的放射科医师：接下来我们来看下一个病例。

病例 4　**20 岁女性，主诉 8 小时前开始出现下腹部疼痛伴呕吐，急诊来院。**

腹肌紧张（±），白细胞计数为 13.6×10^9 /L，CRP 0.5 mg/L。末次月经从 1 周前开始，月经期为 5 天。妊娠试验阴性。为查明腹痛原因，进行了 CT 检查（图 17-8 ~ 17-10）。

带教医师：有什么发现吗？请注意密度低的部分。

住院医师：在子宫的腹侧可发现至少 2 处低密度影（图 17-8 ➡➡ ）。相邻处还发现了钙化灶（图 17-8 ◯）。这种低密度结构应该不是肠道，但是周围的肠道也没有连续性。

年轻的放射科医师：是的。让我们来看一下图 17-9。通过降低窗位（window level，WL），加宽窗宽（window width，WW），可以更容易将脂肪与空气区分开。你了解窗宽和窗位吗？

住院医师：只是听说过这两个词而已。

带教医师：这两个概念很重要，那就让我们来学习一下窗宽和窗位。

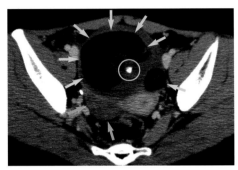 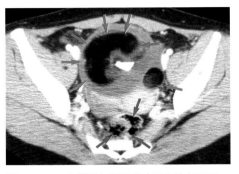

图 17-8　CT 增强扫描图像（子宫体部层面，WW=300 HU，WL=60 HU）

图 17-9　CT 增强扫描图像（子宫体部层面，WW=300 HU，WL=-50 HU）

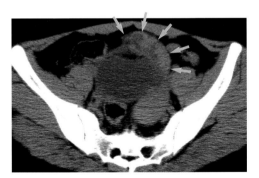

图 17-10　CT 平扫图像（比图 17-8 更靠近头侧 1 cm 的层面）

🩺 关键点！ CT 值的窗宽和窗位 [8]

- 不同组织的密度不同，所以 X 线的穿透能力也会不同，因此各种组织有不同的 CT 值。顺便说一下，CT 值的单位是亨氏单位（Hounsfield unit，HU）。将水的 CT 值定为 0。也就是说，比水的衰减能力弱的组织，其 CT 值为负数，比水的衰减能力强的组织，其 CT 值为正数。各种组织的大致 CT 值范围需要记住（图 17-11）。

- CT 图像均根据 CT 值由十几个灰度色阶来表示。该灰度级表示 CT 值的范围（即窗宽），中心的 CT 值是窗位。
- 举例来讲，图 17-8 中设定窗宽为 300 HU，窗位为 60 HU，CT 值在 210 HU 以上的结构全部显示为白色，-90 HU 以下的全部显示为黑色。CT 值在这之间的组织由数十个灰度色阶来表示。也就是说，窗宽增宽，影像的对比度降低；当窗宽变窄时，组织的 CT 值在窗位附近的有限范围内对比度很高，但除此之外，其余组织都显示为黑色和白色。

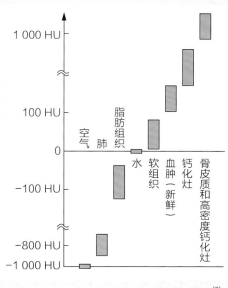

图 17-11　各种人体组织的 CT 值[8]

带教医师：那就让我们来观察一下图 17-9 中的脂肪组织，也就是脂肪窗的图像，之前说的低密度结构是否可以观察到？

住院医师：肠道内气体密度降低（图 17-9 ➡），病变内部结构显示出和周围脂肪组织类似的密度（图 17-9 ➡）。也就是说，病变含有脂肪成分，这就表明可能是成熟性囊性畸胎瘤，前面提到的钙化也是病变的一部分。

年轻的放射科医师：正如你所说。病例 4 中子宫右侧存在被认为是正常卵巢的囊性结构（图 17-8 ➡ ），考虑病变是左侧卵巢来源的成熟性囊性畸胎瘤。但是，腹痛的原因是什么呢？注意病变与子宫的连续性。

住院医师：病变的左前方有稍高密度的条索状结构，病变（图 17-10 ➡ ）在子宫左侧是连续的。卵巢和子宫之间的条索状结构看起来有些扭曲，难道发生了扭转？

带教医师：回答正确！要记住，卵巢肿块蒂扭转是很重要的疾病。

🩺 **关键点！** 卵巢肿块蒂扭转（torsion of ovarian mass）[3-4, 9-10]

- 发生卵巢肿块蒂扭转时，卵巢或输卵管会被正常支持它们的卵巢悬韧带或卵巢固有韧带缠绕，从而导致卵巢的血液循环障碍。成熟性囊性畸胎瘤、功能性卵巢囊肿和良性囊性卵巢肿瘤由于与周围结构连接较松散，发生扭转的概率较高。相反，易黏附到周围组织的肿物（如子宫内膜异位囊肿等）不太可能发生扭转。

- 应当注意的是，由于儿童的附件固定不牢固，正常的卵巢甚至也可能发生扭转[4, 11]。当发生扭转时，由于正常卵巢的静脉血液受阻，患者会出现卵巢的出血性梗死（类似血肿）[11]。

- 典型症状是下腹部突然疼痛，常伴恶心和呕吐。

- 在 CT 和 MRI 图像中可以观察到，引起水肿和（或）淤血的输卵管和周围肠系膜可能与卵巢肿块接触并显示为与子宫相连的块状或条索状结构，这是其特异性表现。除此之外，血管集中在条索状结构中，肿块表面的血管、肿块内血肿和增强效果不明显（由于严重扭转时动脉闭塞）是卵巢肿块蒂扭转的特征。非特异性表现包括子宫向患侧移位、患侧血管扩张、少量腹水和脂肪组织浸润等。

- 通常，对卵巢肿块蒂扭转患者行输卵管切除术，如果没有梗死，也可以只解除扭转而不进行切除。

住院医师：嗯，妇科急腹症好难啊！

带教医师：是的。最近我研究了经常需要行手术治疗的妇科急腹症，发现 65 岁以下因急腹症而行紧急手术的病例中，妇科急腹症病例占 21%[12]，所以非常有必要掌握这些疾病的影像诊断，特别是年轻女性的急腹症。虽然超声检查是诊断妇科急腹症的首选检查，但实际上，参与急诊治疗的妇产科医师中很少有人可以进行阴道超声检查。因此，在实际情况中经常使用 CT 和 MRI 检查。总之，首先检查是否妊娠，然后根据适应证进行适当的检查。另外，经腹盆腔超声检查也是一项很有用的检查。让我们努力提高诊断技术，尽可能准确诊断妇科急腹症。

参考文献

[1]　「急性腹症の CT」（堀川義文 他 著），pp.507-530, へるす出版 , 1998.

[2]　「婦人科 MRI アトラス」（今岡いずみ , 田中優美子 著），pp.140-152, 秀潤社 , 2004.

[3]　「ここまでわかる急性腹症の CT　第 2 版」（荒木 力 著），pp.146-217, メディカル・サイエンス・インターナショナル , 2009.

[4]　高良弘明 他：急性腹症の画像診断　婦人科疾患 . 画像診断 , 28: 1344-1354, 2008.

[5]　Peters, W. A. 3rd, et al.: Ovarian hemorrhage in patients receiving anticoagulant therapy. J Reprod Med, 22: 82-86, 1979.

[6]　寺尾俊彦：産婦人科急性腹症の治療方針 . 外科治療 , 74: 319-322, 1996.

[7]　陳偉業 他：産婦人科領域における急性腹症 . 臨外 , 46: 159-163, 1991.

[8]　「腹部 CT 診断 120 ステップ」（荒木 力 著），pp.2-16, 中外医学社 , 2002.

[9]　Kimura, I., et al.: Ovarian torsion：CT and MR imaging appearances. Radiology, 190: 337-341, 1994.

[10]　Rha, S. E., et al.: CT and MR imaging features of adenxal torsion. RadioGraphics, 22: 283-294, 2002.

[11]　「正常画像と並べてわかる腹部・骨盤部 MRI」（扇 和之 , 横手宏之 編），pp.190-191, 羊土社 , 2007.

[12]　上田守三 他：救急部門での急性腹症への対応 . 臨外 , 46: 151-157, 1991.

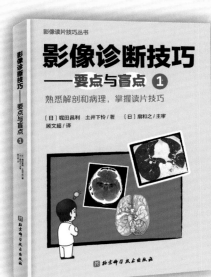

影像读片技巧丛书

影像诊断技巧
——要点与盲点 ①

熟悉解剖和病理，掌握读片技巧

[日] 堀田昌利　土井下怜 / 著　　[日] 扇和之 / 主审
阚文超 / 译

北京科学技术出版社

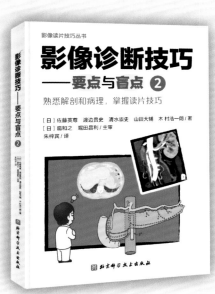

影像读片技巧丛书

影像诊断技巧
——要点与盲点 ②

熟悉解剖和病理，掌握读片技巧

[日] 佐藤英尊　渡边贵史　清水崇史　山田大辅　木村浩一朗 / 著
[日] 扇和之　堀田昌利 / 主审
朱梓宾 / 译

北京科学技术出版社